Je m'initie à l'alimentation ANTI CHOLESTÉROL

Des mêmes auteures, aux Éditions Leduc

500 recettes anticancer, 2023.
Mes petites recettes magiques anticholestérol, 2023.
Ma bible du régime méditéranéen, 2023.
Ma bible anticholestérol, 2019.
En finir avec le cholestérol, C'est malin, 2018.

Leduc s'engage pour une fabrication écoresponsable !
« Des livres pour mieux vivre », c'est la devise de notre maison.
Et vivre mieux, c'est vivre en impactant positivement le monde qui nous entoure ! C'est pourquoi nous avons fait le choix de l'écoresponsabilité.
Pour en savoir plus, rendez-vous sur notre site.

Design de couverture : Maud Warg
Maquette : Sébastienne Ocampo
Photographies d'intérieur : © Adobe stock
Illustrations couverture et reprises intérieur : © Freepik ;
autres illustrations intérieures : © Adobe stock

76, boulevard Pasteur
75015 Paris - France
ISBN : 979-10-285-3395-3

Anne DUFOUR
Carole GARNIER
Préface de Raphaël Gruman
diététicien-nutritionniste

Je m'initie à l'alimentation ANTI CHOLESTÉROL

LEDUC

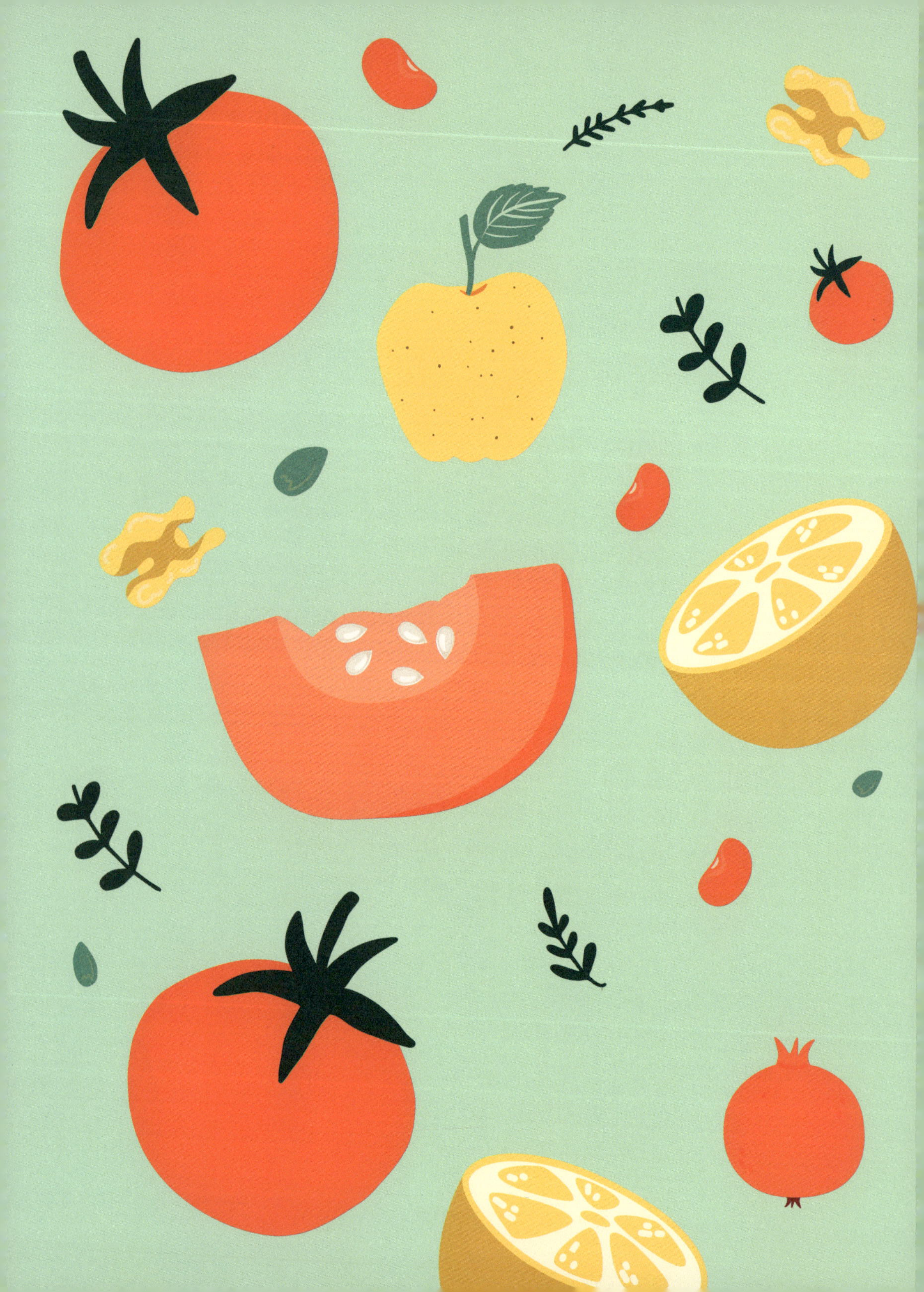

SOMMAIRE

PRÉFACE DE RAPHAËL GRUMAN, DIÉTÉTICIEN-NUTRITIONNISTE

L'excès de cholestérol serait à l'origine d'un infarctus sur deux et près d'un Français sur cinq souffre d'hypercholestérolémie.

Heureusement, il existe des gestes simples, pratiques et efficaces pour lutter efficacement contre le cholestérol.

L'alimentation, le sport et plus globalement l'hygiène de vie sont de puissantes armes.

D'ailleurs, la Haute Autorité de Santé (HAS) préconise au corps médical de ne pas avoir recours à une solution médicamenteuse en première intention lors de la découverte d'une hypercholestérolémie. Il est recommandé d'établir des recommandations diététiques et sportives au patient durant trois mois avant de réaliser un nouvel examen sanguin. Si le cholestérol n'a pas baissé lors de ce deuxième examen de sang, il peut alors être prescrit un traitement.

Si c'est nécessaire, mincir permet de limiter le LDL-cholestérol (le mauvais). En effet, en perdant seulement 5 % de son poids corporel, le taux de cholestérol diminue de 10 % dans les deux mois. De quoi se motiver pour mettre en place un programme afin de retrouver son poids de forme. Cependant, ne visez pas un régime draconien qui vous fera perdre trop vite car il sera difficile à stabiliser par la suite. De plus, l'évolution du taux de cholestérol est progressive. Il faut donc être patient afin de laisser l'organisme réduire naturellement son cholestérol. Par ailleurs, en appliquant un régime trop strict, vous risquez aussi de faire chuter le HDL-cholestérol (le bon), qui aide à la prévention des troubles cardiaques.

Je conseille 6 réflexes :

1. Je limite les graisses d'origine animale (sauf celles issues des poissons gras).
2. Je mise sur les bonnes graisses végétales : huiles d'olive, de noix, de lin.
3. J'augmente la consommation de fibres par le biais des fruits, légumes, légumineuses et céréales complètes.
4. Je recherche les aliments riches en antioxydants pour limiter l'oxydation du cholestérol.
5. Je consomme des aliments naturellement riches en phytostérols réputés diminuer le taux de mauvais cholestérol, comme l'avocat, les pistaches et les amandes, ou certaines huiles végétales comme celle de colza.
6. J'augmente l'activité physique en conseillant au minimum chaque jour 30 minutes d'exercice physique régulier, du lundi au vendredi, genre marche active - on doit arriver à 150 minutes hebdomadaires + 75 minutes au moins d'activité élevée par semaine.

D'autres facteurs sont également à prendre en compte comme la gestion du stress, l'arrêt du tabac, l'amélioration du sommeil, le renforcement de la flore intestinale. Autant de paramètres à votre portée.

Il est maintenant temps de prendre votre santé en main avec des outils simples et efficaces. Adoptez de nouvelles habitudes alimentaires et sportives, retrouvez le plaisir de manger des aliments sains et gourmands et mettez en place vos nouveaux repères de vie.

Suivez les conseils de ce guide et redevenez acteur de votre santé pour éviter tout problème cardiaque !

Raphaël Gruman,
diététicien-nutritionniste

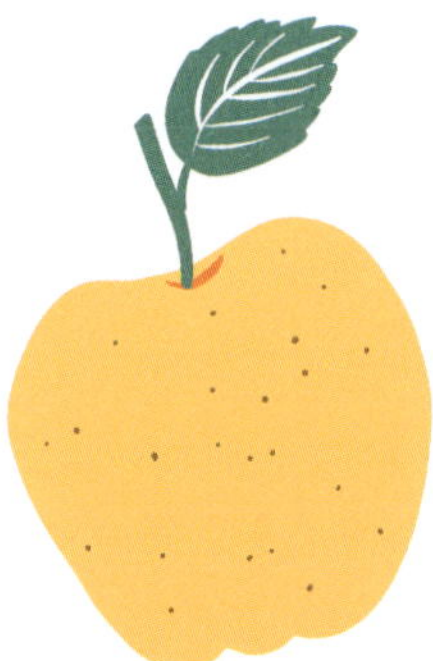

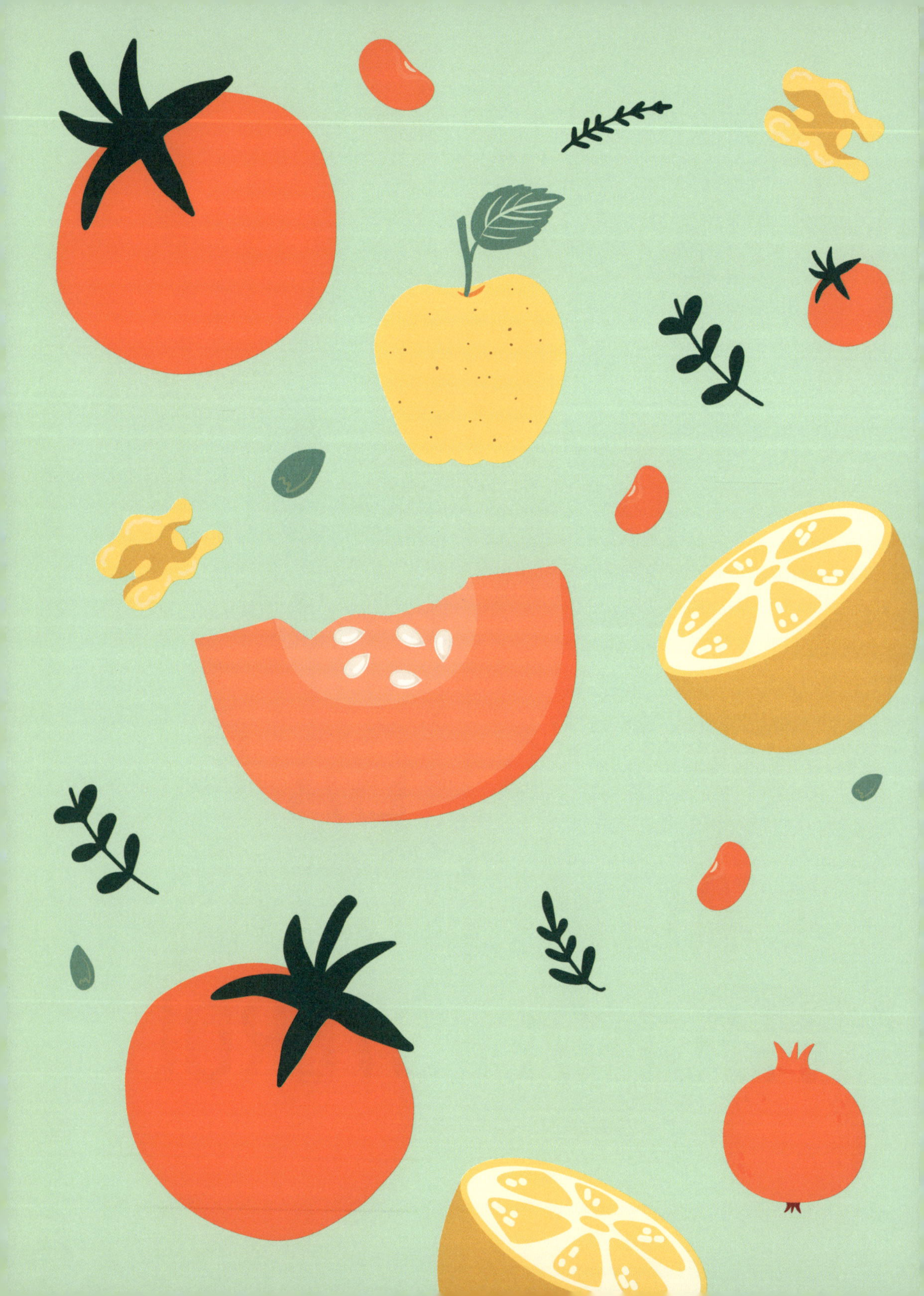

1

LE B.A.-BA DE L'ALIMENTATION ANTICHOLESTÉROL

Nous le savons tous : trop de cholestérol est mauvais pour la santé, bouche les artères et peut participer au déclenchement d'un infarctus ou autre accident cardio-vasculaire. En revanche, c'est moins connu, un peu – et même suffisamment – de bon cholestérol est indispensable à notre santé, car c'est un matériau très utilisé par le corps pour fabriquer des hormones et la partie extérieure de chacune de nos cellules. Et puis il y a le bon cholestérol et le mauvais.

Or, 1 Français sur 5 aurait trop de mauvais cholestérol. En cause principalement ? Une alimentation déséquilibrée trop grasse et trop sucrée, un gros ventre, un manque d'activité physique, trop de tabac et d'alcool et enfin un stress chronique.

Heureusement, on peut faire baisser son cholestérol de 30 % rien qu'en modifiant ses habitudes alimentaires et en bougeant davantage. Ce n'est pas bien compliqué, encore faut-il savoir exactement quels aliments manger et éviter. Notamment surtout ne pas stopper les graisses, contrairement à ce qui était préconisé il y a encore quelques années, mais privilégier les « bonnes » et réduire sérieusement les « mauvaises ». Et ne pas se laisser piéger par des idées reçues, comme :

- « Les noix c'est gras il y a du cholestérol dedans. » Faux : le cholestérol n'existe que dans les aliments animaux.
- « L'huile d'olive est riche en cholestérol. » Non, toujours pas, c'est végétal.
- « Les œufs je les évite car ils sont riches en cholestérol. » Erreur, certes ils apportent un peu de cholestérol, mais quand on en a trop, généralement, c'est parce qu'on en fabrique trop et non parce qu'on mange des œufs.
- « Je sais que fumer est mauvais pour les poumons mais aucun rapport avec le cholestérol. » Faux : fumer fait baisser le bon cholestérol, et fragilise le cœur. Une méta-analyse (= très, très grande étude) a conclu en 2023 qu'arrêter de fumer améliorait nettement le taux de cholestérol.
- « Manquer de LDL-cholestérol expose à la maladie d'Alzheimer. » Non. Le LDL reste du « mauvais » cholestérol et n'a jamais protégé de quoi que ce soit. Surtout dans le cerveau, où le cholestérol est majoritairement produit sur place et ne provient pas du sang.
- « Le bon et le mauvais cholestérol n'existent pas : il n'y a que du gras, mauvais pour notre santé. » Faux. Il y a bien du bon et du mauvais cholestérol. Et il y a bien un « seuil » d'équilibre, exactement comme pour le sucre (glucose) dont nous avons besoin dans le sang, mais en excès, ça donne du diabète. C'est pareil avec le cholestérol.

Les conseils et recettes de ce livre sont destinés à chacun d'entre nous. En priorité à vous qui avez subi un accident cardiaque et devez tout mettre en œuvre pour remonter la pente et ne pas récidiver. Mais aussi à l'ensemble du foyer, afin de prévenir les problèmes cardiaques. Et d'une manière générale, à tout le monde, puisque nous avons tous un cœur et des artères, dont nous devrions tous prendre soin. Et ce, bien avant de rencontrer des soucis puisqu'il est désormais établi que les maladies métaboliques, dont l'excès de cholestérol, concernent une proportion non négligeable d'adultes jeunes, désormais dès l'âge de 20 ans. Ce qui signifie que le processus s'est mis en place même avant, à l'adolescence ! Nous sommes bien loin de l'image fausse cholestérol = personne âgée.

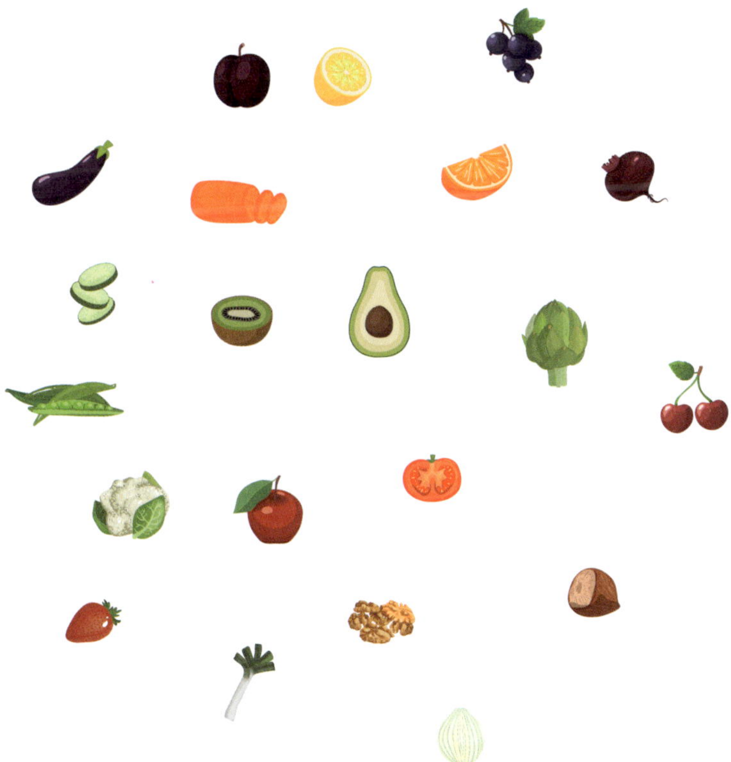

C'EST QUOI LE CHOLESTÉROL, LE BON, LE MAUVAIS ?

Le cholestérol est un gras de la famille des stérols. Il est présent uniquement chez les animaux (les végétaux ont d'autres stérols). Nous ne pourrions pas vivre sans cholestérol, mais si nous en avons trop, il est dangereux. Par ailleurs, il n'est pas seul en cause dans la santé cardiaque, loin de là ! Donc garder un œil sur lui est nécessaire, mais pensez que le but étant de protéger son cœur, d'autres paramètres sont tout aussi importants, comme l'activité sportive, la pression artérielle, le sommeil, l'alimentation...

COUPE D'UNE ARTÈRE ET TAUX DE CHOLESTÉROL

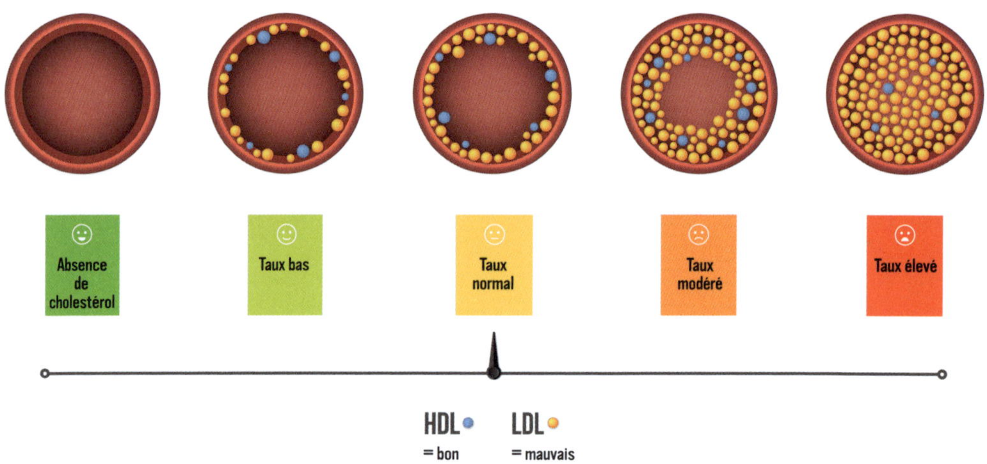

Ce n'est pas la seule graisse de notre corps : nous avons également des triglycérides et des phospholipides.

Le cholestérol, donc, est constitué de gras : il ne se dilue pas dans l'eau, ni dans le sang. Puisqu'il n'a pas de jambes, il a besoin d'un moyen de transport pour se rendre partout dans notre corps via le système sanguin. Aussi, il se déplace grâce à des petites « barques », des protéines spéciales appelées lipoprotéines, c'est-à-dire des protéines qui transportent des lipides.

- *S'il est transporté par des protéines de basse densité,* il circule dans le sang, du foie vers les cellules. En excès, il est déposé au petit bonheur la chance par ses « taxis », et abandonné sur place, comme une décharge à ciel ouvert - c'est du cholestérol LDL, mauvais car il bouche les artères.
- *S'il est transporté par des protéines à haute densité,* il circule dans le sang, des cellules vers le foie, puis est éliminé. C'est du cholestérol HDL dit « bon cholestérol », car il « nettoie » les artères ; appelons-le « éboueur ».

Rechercher seulement le taux total de cholestérol dans le sang est inutile. Il faut impérativement déterminer le rapport HDL/LDL. Avoir peu de LDL, c'est bien, avoir suffisamment de HDL, c'est tout aussi important.

5 CHIFFRES À CONNAÎTRE

75 % du cholestérol sont fabriqués par notre corps.
25 % du cholestérol viennent des aliments.
25 % du cholestérol du corps sont concentrés dans le cerveau.
En France, le cholestérol serait à l'origine de 1 infarctus sur 2.
20 % de la population adulte aurait trop de cholestérol.

ÊTES-VOUS À RISQUE D'AVOIR TROP DE CHOLESTÉROL ?

Oui si vous cochez plus de deux propositions parmi les suivantes :

- [ ] Dans ma famille, « on a du cholestérol ».
- [ ] Dans ma famille, on a tendance à faire des accidents cardiaques.
- [ ] Je mange peu de fruits, de légumes, de légumes secs (lentilles...).
- [ ] Je mange beaucoup de viande, de fromage.
- [ ] Je mange beaucoup de produits ultra-transformés, de plats préparés, de soupes lyophilisées, etc. achetés en supermarché.
- [ ] Je mange pas mal d'aliments sucrés/je bois des boissons sucrées - soda, jus de fruits, limonade...
- [ ] Je marche tous les jours moins de 1 heure.
- [ ] Je ne pratique aucun sport.
- [ ] Je suis en surpoids et/ou j'ai un gros ventre.
- [ ] Je fume.
- [ ] Je suis diabétique de type 2, ou prédiabétique (j'ai trop de glucose dans le sang).
- [ ] Je souffre d'hypothyroïdie.
- [ ] Je fais de l'hypertension artérielle.
- [ ] Je prends un traitement au long cours - pilule contraceptive, corticoïde, bêtabloquant.
- [ ] J'ai une flore intestinale déséquilibrée (mycose digestive, troubles digestifs).

À QUOI SERT LE CHOLESTÉROL ?

Nous avons tous « du cholestérol », car c'est une graisse indispensable à la vie.

Sans lui…

- **Pas de bile.**
- **Pas d'hormones sexuelles** (œstrogènes, testostérone, progestérone, DHEA), **de cortisol** (qui intervient dans le métabolisme des graisses, protéines, lipides), **d'aldostérone** (hormone impliquée dans la pression artérielle).
- **Pas de vitamine D**, essentielle pour le squelette et l'immunité.

Et il participe à la vie de chacune de nos cellules.

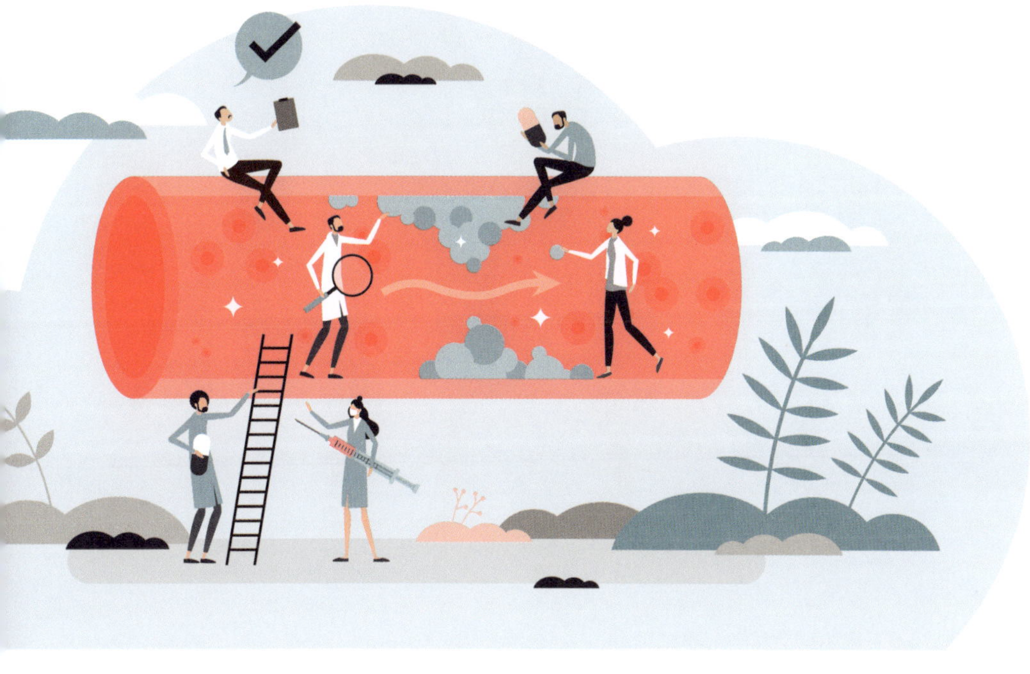

LES 15 ALIMENTS LES PLUS RICHES EN CHOLESTÉROL

Nos besoins journaliers en cholestérol sont d'environ 1 gramme, que nous fabriquons (foie, intestin, peau) pour deux tiers et avalons via l'alimentation pour un tiers seulement. Pas question de manger chaque jour de la cervelle, certes, mais une alimentation quotidienne modérée en beurre, œuf, fromage, est parfaitement compatible avec un cholestérol à l'équilibre. Question de quantité, d'équilibre alimentaire global et d'activité physique quotidienne.

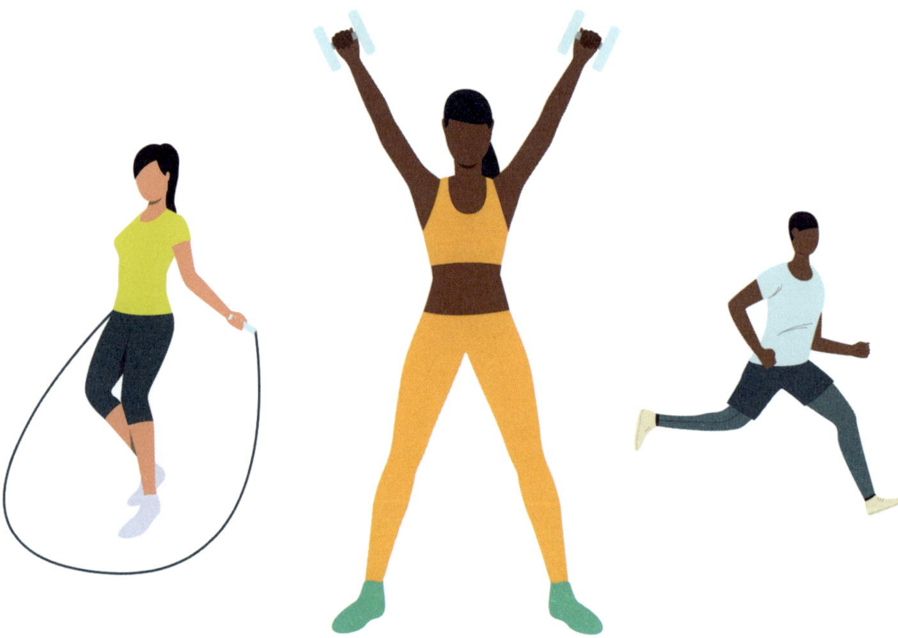

LES ALIMENTS RICHES EN CHOLESTÉROL (MG/100 G)	
Cervelle	2 000
Rognon	520
Œuf (jaune)	1 400
Foie gras	380
Foie	320
Huîtres (12)	250
Ris (agneau, veau)	250
Beurre Beurre allégé	250 216
Pâté de foie	200
Soufflé, quiche...	185
Pâté de campagne	170
Mayonnaise	165
Homard, crevette, crabe	120-150
Viande	60-100
Poisson (hors poisson gras)	60-70

À RETENIR

Les aliments d'origine végétale ne contiennent pas de cholestérol. Même s'ils sont gras ! Donc, les huiles d'olive, de noix ou de colza n'en apportent pas du tout, ni les graines et oléagineux (amandes, noix, noisettes, pignons...), ni les avocats, noix de coco, légumes verts, céréales, fruits... En revanche, les aliments ultra-transformés - bacon, hot-dog, saucisse, viande transformée... - sont des sources majeures de mauvais cholestérol : leur consommation régulière est associée à un plus grand risque d'obésité, de cholestérol, de maladies cardiaques et de cancers.

12 RAISONS POUR LESQUELLES, PEUT-ÊTRE, VOUS AVEZ TROP DE CHOLESTÉROL

- **Vous vieillissez.** Les hormones jouent moins leur rôle protecteur, on a tendance à bouger moins, à prendre plus de médicaments, à grossir... Cependant, après 70 ans, le cholestérol total a tendance à diminuer.
- **Vous êtes ménopausée**. Chez les femmes, les œstrogènes aident à équilibrer le cholestérol. À la ménopause, cette protection naturelle disparaît.
- **Vous mangez mal, trop de certains gras :** trop de viande, de fromage, de sauces, d'œufs, de produits laitiers, de desserts gras types crèmes, pâtisseries, viennoiseries, d'aliments ultra-transformés (très industriels avec plein d'additifs)...
- **Vous ne mangez pas assez de légumes,** de poisson, de fruits.
- **Vous êtes tout le temps assis,** vous marchez peu, ne faites jamais de sport, ne jardinez pas. Alors qu'il faudrait se lever au moins toutes les 30 minutes et faire quelques pas minimum toutes les heures.
- **Vous êtes enceinte.** Et c'est une bonne nouvelle ! Votre bébé a grand besoin de cholestérol pour se construire, donc vous en avez davantage. Pas de problème, le corps est conçu pour, mais si à la base vous en aviez déjà trop, votre médecin suivra probablement ce taux d'assez près.

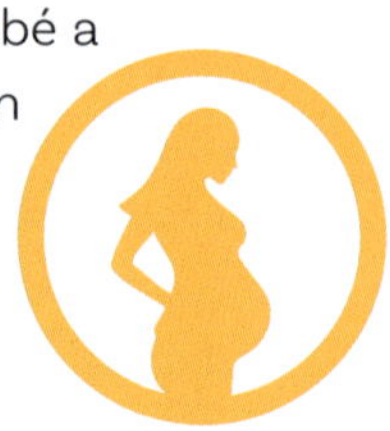

- **Vous êtes atteint d'une hypercholestérolémie familiale.** Elle touche 1 personne sur 200, qui métabolise alors mal les graisses.
- **Vous avez un problème métabolique** (hypothyroïdie, diabète de type 2, stéatose hépatique, NAFLD, NASH/MASH) ou autre affection chronique, rénale ou hépatique. Par exemple, les hormones thyroïdiennes éliminent le cholestérol inutile, donc si vous êtes en hypothyroïdie, ce système fonctionne moins bien. En cas de diabète de type 2, ce sont d'autres mécanismes en jeu, mais globalement glucose + cholestérol ne font pas bon ménage.
- **Vous prenez certains médicaments,** comme la pilule contraceptive ou un traitement anti-acné, un antiviral, un antihypertenseur, un anticonvulsivant ou encore de la cortisone.
- **Vous êtes tout le temps stressé.** Le stress chronique accroît le risque de LDL élevé et de HDL bas. Le mécanisme en quelques mots : cortisol et adrénaline, deux hormones du stress, augmentent l'inflammation et la glycémie, qui accroissent la production de cholestérol et de graisses sanguines (triglycérides) par le foie.
- **Dès le plus jeune âge,** vous avez mangé trop sucré et trop gras. Biscuits et gâteaux sucrés, beignets, crèmes glacées, chocolats, frites, viande ou poisson pané, plats préparés industriels, biscuits apéritifs, chips... Une alimentation trop riche dans l'enfance et/ou l'adolescence augmente fortement le risque de cholestérol élevé (même chez les jeunes), d'infarctus et d'AVC (accident vasculaire cérébral).
- **Vous buvez plusieurs verres d'alcool par jour.** À partir de 4, l'impact négatif sur le taux de cholestérol est clair.

LE CHOLESTÉROL, UNE QUESTION D'ÉQUILIBRE

LES BONS CHIFFRES

- **Un taux normal de LDL-cholestérol** (le mauvais) est inférieur à 1,6 g/l (si l'on n'a pas de facteur de risque cardiaque, sinon il faut le revoir à la baisse). Il est considéré comme trop bas s'il est inférieur à 0,9 g/l.
- **Un taux normal de HDL-cholestérol** (le bon) est de 0,6 g/l au moins (c'est bien qu'il soit plus élevé). Il est considéré comme trop bas s'il est inférieur à 0,35 g/l.

Le cholestérol en excès ouvre la voie à divers problèmes. Pire, cette situation peut rester des années sans provoquer le moindre symptôme, tout comme l'hypertension ou le diabète, deux autres maladies métaboliques effectuant un travail de sape en toute discrétion. Pendant ce temps, la plaque s'accumule. Et un jour, risque de se détacher en petits morceaux, dont l'un pourrait venir se « coincer » dans une artère, provoquant alors un infarctus ou un AVC (accident vasculaire cérébral), entre autres.

Avoir trop de cholestérol n'est pas une maladie, c'est plutôt un facteur de risque cardiaque. En réalité, lorsque l'on dit « J'ai du cholestérol », cela sous-entend « J'en ai trop, et du mauvais ».

Cependant, pas assez de cholestérol est tout aussi néfaste ! Ainsi, un taux de cholestérol HDL sous les 0,40 g/l est considéré comme un facteur de risque de maladie cardiaque et de dépression. L'hypocholestérolémie concerne 2 à 5 % de la population. Elle est associée à des situations inflammatoires, certains cancers, maladies neurologiques, hépatiques, de la thyroïde, une insuffisance rénale, un diabète de type 2...

À RETENIR

Cholestérol total = HDL-cholestérol + LDL-cholestérol + triglycérides

QUI DEVRAIT SPÉCIALEMENT CONTRÔLER SON CHOLESTÉROL ?

Les personnes les plus à risques de subir une attaque cardiaque. Ainsi, vous devez tout spécialement contrôler votre taux de cholestérol si…

- Vous fumez.
- Vous êtes trop gros.
- Vous êtes hypertendu.
- Vous êtes diabétique.
- Vous ne faites pas d'activité physique (vous marchez moins de 1 heure chaque jour).
- Vous êtes un homme de plus de 50 ans.
- Vous êtes une femme de plus de 60 ans.
- Votre taux de HDL (« bon ») cholestérol est inférieur à 0,40 gramme par litre.
- Vous êtes un ado qui mange gras « depuis tout petit », et ne fait pas de sport.
- Vous êtes un ado de parents ayant des antécédents comme un AVC ou un infarctus jeunes, une maladie thyroïdienne, rénale, un diabète…

Si vous cumulez plusieurs de ces facteurs de risques, surveillez attentivement votre taux de cholestérol et de triglycérides.

6 MYTHES SUR LE CHOLESTÉROL

1. LE CHOLESTÉROL EST FORCÉMENT NOCIF

Non, il est au contraire vital. C'est sa présence en trop grande quantité, surtout celle de LDL – le « mauvais » cholestérol – qui est préoccupante.

2. LA MARGARINE PLUTÔT QUE LE BEURRE

Non. Le beurre cru, sur les tartines du matin par exemple, à raison de 15 grammes maximum par jour, est un « bon aliment », même en cas de cholestérol. Pour la cuisson des légumes, poissons… on prendra des huiles d'olive et de colza. Le beurre est par ailleurs une bonne source de vitamines A et D. Cependant, il est effectivement riche en graisses saturées et il apporte du cholestérol, mais vous savez depuis la page 13 que le plus problématique n'est pas tant le cholestérol que l'on avale (via le beurre entre autres) que celui que l'on fabrique. Quant à la margarine, qualifiée parfois de « beurre végétal », c'est un produit hautement transformé puisqu'il s'agit de rendre solides des huiles végétales : on les « tripote » (hydrogénation) et on leur ajoute des additifs pour cela. Et puis, toutes les margarines ne sont pas équivalentes, loin de là. À chacune sa composition en huiles végétales de la recette. Si vous tenez à acheter ce type de produit, veillez à ce qu'un équilibre entre les différents acides gras soit le plus proche possible du petit tableau ci-dessous, avec un rapport oméga 3/oméga 6 de 5 maximum. Dans tous les cas, évitez-les chez les enfants et les femmes enceintes, ainsi qu'en aliment quotidien préventif, sauf sur conseil avisé de votre médecin.

TYPE DE GRAS	POURCENTAGE REQUIS
Gras saturés	10 %
Gras mono-insaturés	17 %
Gras poly-insaturés oméga 6	4 %
Gras poly-insaturés oméga 3	1,6 %

3. LES MARGARINES ENRICHIES EN PHYTOSTÉROLS, C'EST GÉNIAL

Pas sûr. Les phytostérols sont des stérols végétaux naturellement présents dans pas mal de légumes, noix... Sous cette forme, c'est très bien. Mais ajoutés aux margarines, c'est moins certain. Certes ils semblent associés à la baisse de LDL-cholestérol, ce qui semble utile à première vue. Mais il n'est jamais question de leur impact sur le HDL-cholestérol, c'est un problème car s'ils réduisent aussi le bon cholestérol, on n'en veut pas. De plus, chez certaines personnes ils pourraient augmenter le risque d'accident cardiaque ! Enfin, ces margarines réduisent nos antioxydants, alors qu'on en a spécialement besoin pour protéger son cœur.

4. INTERDICTION DE MANGER DU FROMAGE

Non, mais en quantité raisonnable. Le fromage est un « bon » aliment, à condition de le choisir de bonne qualité (bon lait cru, affinage maîtrisé...). Préférez les fromages frais et/ou les fromages affinés pas trop gras ni trop salés, plutôt à pâte molle. Par exemple la ricotta, la mozzarella, le Carré frais, la cancoillotte, les fromages de chèvre frais et mi-secs, le camembert ou le brie. L'objectif est de ne pas dépasser une part par jour.

Les spécialités fromagères, fromages fondus et autres produits industriels enrichis (en additifs le plus souvent !) ou pasteurisés ne sont pas recommandés.

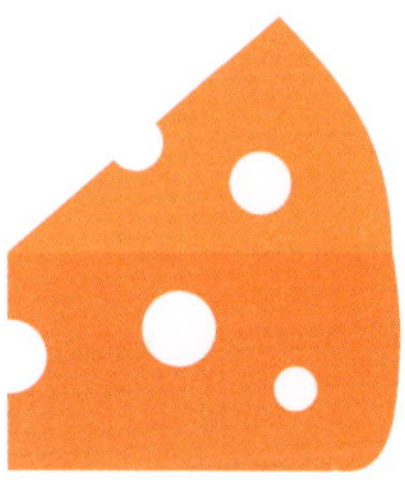

5. IL FAUT FAIRE BAISSER LE CHOLESTÉROL COÛTE QUE COÛTE, SURTOUT CHEZ LES SENIORS

Non. Il faut protéger son cœur coûte que coûte. Ce qui est bien différent. Le cholestérol est un élément à prendre en compte parmi d'autres. De plus, chez les personnes de plus de 50 ans, un taux un peu plus élevé de cholestérol ne pose aucun problème, au contraire il est considéré comme normal. À partir de 80 ans, il semble même qu'il n'y ait plus du tout de lien entre taux carrément élevé de cholestérol et maladie cardiaque !

6. LE SPORT N'IMPACTE PAS LE CHOLESTÉROL NI LES TRIGLYCÉRIDES

Si, et de façon même très nette. Quand on part de zéro, le simple fait de s'y mettre réduit de manière claire le cholestérol en moins de 15 jours. Le sport diminue le taux de cholestérol total, de mauvais cholestérol et de triglycérides. Et il augmente le taux de bon cholestérol. De plus, il renforce les vaisseaux sanguins, facilite la circulation, aide à contrôler la pression artérielle… En somme le médicament préventif cardiaque parfait. On peut espérer une augmentation de 10 % du bon cholestérol en 3 mois de pratique d'activité physique régulière et modérée (= 30 à 60 minutes, 5 fois par semaine). Les triglycérides baissent beaucoup plus vite : moins 25 % en 2 semaines. Bien que la mode soit au sport intense (séances de HIIT…), il est plus utile de pratiquer une activité plus douce, mais longtemps et souvent que du sport intensif, si l'on veut lutter contre le cholestérol.

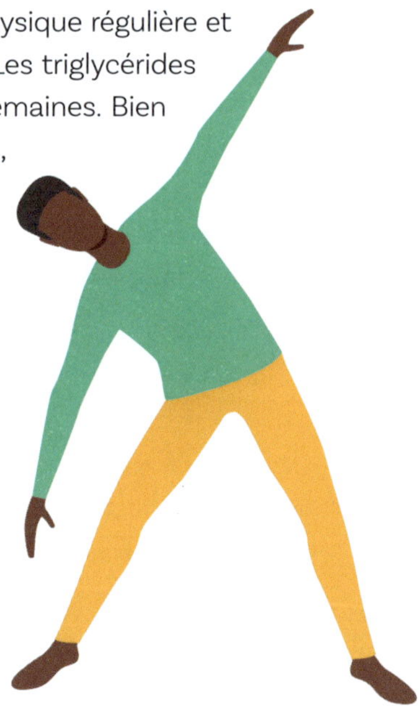

10 FAÇONS NATURELLES, SIMPLES ET RAPIDES DE BAISSER SON CHOLESTÉROL

- **Une alimentation riche en végétaux** : fruits frais (notamment les baies), légumes verts, légumineuses, céréales complètes, salades vertes(laitue, endive pourpier, roquette, mâche, pousses d'épinard...), amandes, noix...
- **Beaucoup de fibres** grâce aux fruits séchés (pruneaux, abricots secs, figues sèches...), céréales complètes, légumineuses (haricots secs, pois chiches, lentilles, edamame...), pain complet, fruits oléagineux (noix, noisettes, amandes), graines, graines germées, herbes aromatiques, épices « à fibres » (cannelle), certains légumes et fruits frais (choux, poireaux, carottes, fenouils, artichauts, champignons, asperges, noix de coco, pommes, fruits rouges...), poudre de cacao maigre.
- **Beaucoup d'aliments riches en antioxydants,** fruits et légumes très colorés, thé. Pour limiter l'oxydation du LDL-cholestérol, ce qui le rend « plus mauvais ».
- **Priorité aux** « **bons** » **gras** avec quelques huiles végétales (olive, noix, avocat, lin, colza) et les poissons gras (saumon, maquereau...), riches en oméga 3.
- **Jamais de repas sans** « **bonnes** » **protéines végétales** (associations céréales + légumineuses, graines, noix) **ou animales** (poissons, fruits de mer, volailles et viandes maigres, œufs).
- **Des végétaux riches en phytostérols naturels** comme l'avocat, les pistaches ou les amandes.
- **Une activité cardio de 30 minutes trois fois par semaine** + une activité physique plus longue de 60 minutes par semaine.

- **Suffisamment de sommeil ET un contrôle du stress.** Dormir insuffisamment et se laisser dominer par le stress et les émotions négatives accroît très notablement les problèmes de santé métabolique, dont le cholestérol fait partie.
- **Tirer un trait sur les aliments hautement transformés,** le sucre et les aliments sucrés (surtout les boissons sucrées).
- **Boire de l'eau, et quasi seulement de l'eau.** Thé, tisane et café nature sont aussi les bienvenus, raisonnablement - 1 à 2 tasses par jour. Méfiez-vous de toutes les autres boissons : alcool, soda, limonade, jus de fruits, cocktail, boisson énergisante.

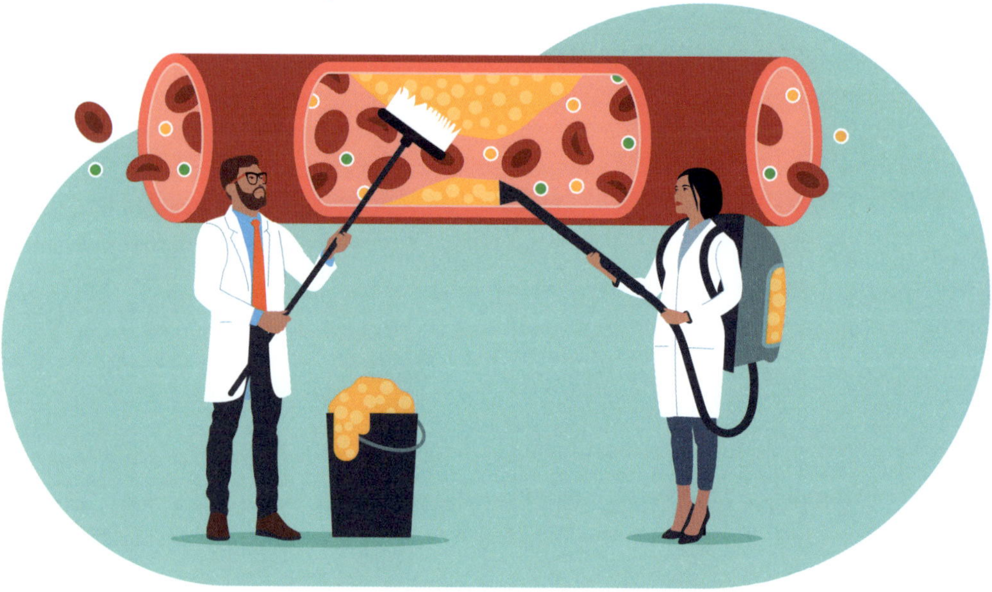

LES 7 RÉGIMES ALIMENTAIRES VRAIMENT EFFICACES CONTRE LE CHOLESTÉROL (ET VALIDÉS PAR LA SCIENCE)

- **Le régime méditerranéen** est riche en végétaux, huile d'olive et pauvre en produits laitiers, viandes, graisses saturées et sucre. On peut opter pour ses variantes, comme **le régime crétois** (encore plus cadré donc peut-être encore plus efficace !) ou **le Pioppi** (axé sur la longévité).

Selon les études : ils aident à réduire le LDL-cholestérol et à accroître le HDL-cholestérol. Et ils protègent le cœur d'une manière générale. Simples et efficaces.

- **Le régime DASH** (*Dietary Approaches to Stop Hypertension*) est un régime méditerranéen, à teneur réduite en sel. Un régime « complet » pour protéger son cœur quand on a trop de cholestérol ET trop de pression artérielle. Son petit frère, **le régime Mind**, est comparable, en insistant sur les aliments spécialement bons pour le cerveau (tout en étant anticholestérol), donc à recommander tout spécialement en prévention primaire ou secondaire d'un AVC (accident vasculaire cérébral).

Selon les études : le DASH réduit de presque moitié le risque d'insuffisance cardiaque.

- **Le régime Portfolio,** dont l'efficacité a été testée en milieu hospitalier, est lui aussi basé sur des végétaux, spécialement axé sur ceux riches en phytostérols et en fibres solubles, avec des grammages assez précis. Très efficace, il est cependant très cadré donc assez contraignant, et peut ne pas convenir aux intestins sensibles en raison de sa très haute teneur en fibres.

Selon les études : le Portfolio a servi de « base » pour édicter certaines grandes lignes de recommandations diététiques à visée métabolique dans plusieurs pays du monde.

- **Le régime TLC** (*Therapeutic Lifestyle Changes*), aux contours méditerranéens, mais focalisé sur la réduction des aliments riches en acides gras saturés, acides gras *trans*, cholestérol ET contrôlant les calories ET incluant l'introduction quotidienne d'activité physique. C'est son gros point fort : améliorer les routines de vie quotidiennes, et pas seulement l'alimentation.

Selon les études : le TLC réduit significativement le cholestérol total et le LDL, mais aussi aide à améliorer pas mal d'autres paramètres métaboliques pour une meilleure santé globale. Par exemple une meilleure glycémie (glucose dans le sang), un taux plus élevé de cellules immunitaires chez les seniors ayant un taux élevé de cholestérol, etc.

- **Le régime nordique** (ou Viking) est également intéressant, surtout pour les personnes n'appréciant pas trop l'alimentation « du Sud » - huile d'olive, ratatouille...

Selon les études : le régime nordique réduit à la fois le cholestérol et la glycémie.

En revanche, méfiez-vous des régimes farfelus, trop restrictifs ou encore portant les graisses ou les protéines aux nues, très à la mode ces dernières années.

FRUITS, LÉGUMES, CÉRÉALES, ÉPICES… LES BONNES QUANTITÉS POUR UNE PROTECTION OPTIMALE

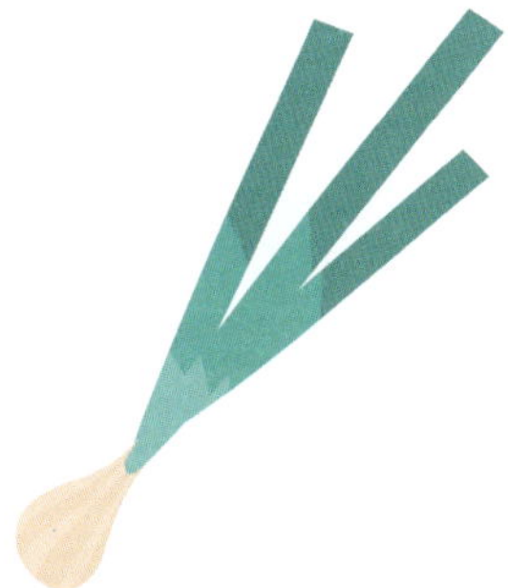

Le socle de l'alimentation anticholestérol est constitué de végétaux. Combien faut-il en manger et à quelle fréquence ?

CET ALIMENT-LÀ…	J'EN MANGE COMBIEN ?
Légumes verts à feuilles vertes Salades vertes (mâche, roquette, mesclun, laitue, batavia), épinard, oseille, jeunes pousses, brocoli, chou vert, chou kale…	À volonté, au moins 1 portion par repas (donc 2 à 3 portions de 1 petit bol par jour).
Légumes verts, rouges, orange… Haricot vert, tomate, carotte, ratatouille, fenouil, aubergine, poireau…	À volonté, en variant au maximum les couleurs.
Légumes riches en amidons (glucides « lents ») Pomme de terre, patate douce, légumes racines, maïs…	1 à 2 portions de 120 à 150 g cuits par jour (contrôler les quantités).
Épices (cannelle, curcuma, gingembre…).	À volonté.
Herbes aromatiques (basilic, menthe, romarin…).	À volonté.
Fruits frais Orange, pomme, poire, fraise, kiwi, mangue, framboise, banane…	2 à 3 portions de 120 à 150 g par jour. À volonté : les baies (myrtilles, groseilles…).
Céréales et/ou pain complet	2 à 5 portions par jour (bien plus si végétarien : 6 à 11 portions).

CET ALIMENT-LÀ...	J'EN MANGE COMBIEN ?
Légumes secs Pois, haricots rouge, blanc, noir, lentille, pois chiche, edamame, fève.	2 à 3 portions de 200 g cuits par jour.
Fruits à coque Noix, noisette, amande, pécan, macadamia...	1 à 3 cuillères à soupe par jour (bien plus si végétarien : 30 à 60 g).
Graines Sésame, lin, chia...	1 à 3 cuillères à soupe par jour.
Laits végétaux Coco, amande, riz, soja, noisette...	Facultatif : 1 à 3 petits verres si souhaité.

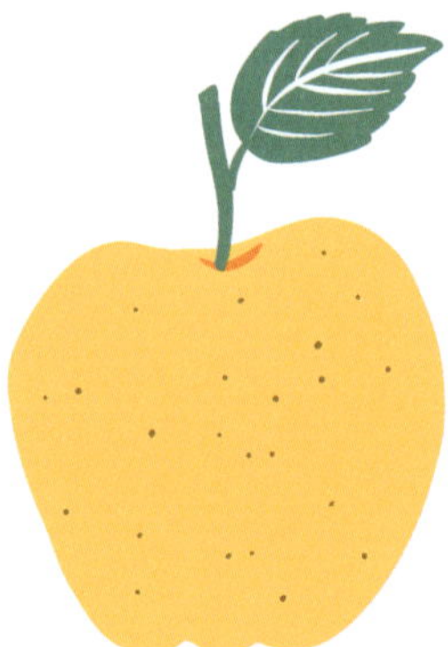

MANGER LES BONS GRAS ET EN BONNE QUANTITÉ

Le temps où l'on interdisait le beurre, le jaune d'œuf voire tous les aliments gras aux « porteurs de cholestérol » est révolu depuis belle lurette. D'une part parce qu'il y a gras et gras, certains faisant grimper le cholestérol, d'autres le faisant baisser. D'autre part parce que le corps fabrique la majeure partie du cholestérol. Cela ne signifie pas que l'alimentation n'a aucun impact sur le cholestérol, au contraire ! Mais cela se passe aussi, voire essentiellement, sur d'autres fronts que celui du gras.

CET ALIMENT-LÀ...	J'EN MANGE COMBIEN ?
Beurre	Maximum 15 g/jour.
Huile d'olive Huiles de noix, de lin Huile de colza	L'ensemble des huiles végétales (au choix) = 2 cuillères à soupe/jour.
Huile de tournesol	Non
Margarines classiques en général	Non
Margarines anticholestérol	Non
Saindoux, huile de coco	Non

8 CHOSES À SAVOIR SUR LES GRAISSES

Il y a gras et gras. Mais, au fait, à quoi servent les graisse dans notre corps ?

- ***Toutes les huiles ont la même valeur calorique :*** *9 calories pour 1 gramme.* Qu'elle soit de tournesol, d'olive, de maïs, de soja, de lin... toutes renferment 100 % de matières grasses. Il n'existe donc pas d'huile « légère ».
- ***Ce qui change, c'est le type d'acides gras*** *qui constituent ces huiles.* Toutes les huiles végétales renferment des oméga 3, des oméga 6 et des oméga 9, mais en proportion très variable. Certaines huiles végétales (palme, coprah, coco) contiennent des acides gras saturés, parfois en très grande quantité.
- ***Les graisses font partie des 7 constituants de base de nos aliments :*** lipides (= graisses), glucides, protéines, eau, minéraux, oligoéléments et vitamines.
- ***Toutes les graisses (et donc les huiles) sont insolubles dans l'eau.*** Gras et eau ne se mélangent pas.
- ***Les graisses servent à beaucoup de choses dans le corps.***
- ***Un corps gras qui reste solide*** à température ambiante (autour de 15 °C) est constitué majoritairement d'acides gras saturés. On le remarque avec le beurre, le lard, le fromage, le « gras » de la viande ou du jambon... Mais aussi dans le pot d'huile de coco, qu'il faut passer au bain-marie (ou autre source de chaleur) pour le faire fondre.
- ***Plus l'huile renferme d'oméga 3,*** plus elle est fragile. Ce sont celles que l'on déconseille à la cuisson. Sentez-les avant chaque utilisation : dès qu'une odeur de ranci s'invite, éliminez.
- ***Ne consommez jamais une huile qui fume.*** Elle est alors carrément toxique. Une huile qui chauffe ne doit jamais sentir mauvais. Sinon, poubelle.

Ce sont les meilleures sources d'énergie stockée (le corps puise dedans en cas de froid, épuisement, maladie, manque de nourriture).

Elles nourrissent et protègent le cerveau.

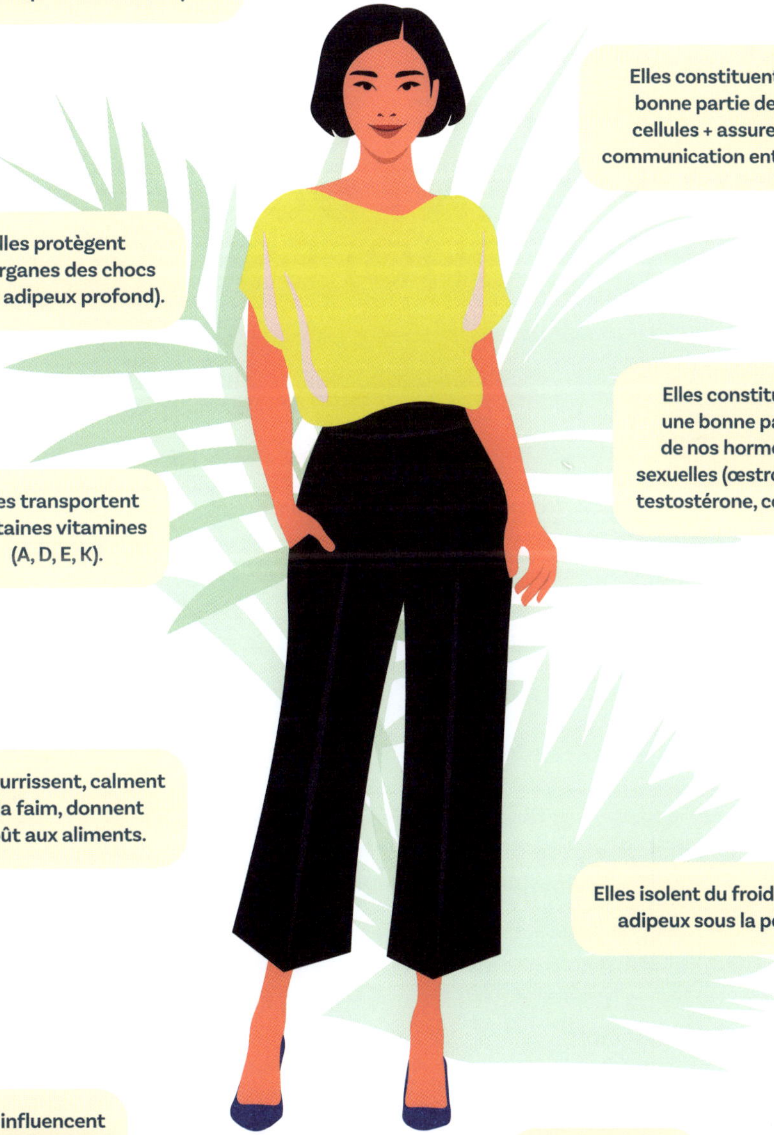

Elles constituent une bonne partie de nos cellules + assurent la communication entre elles.

Elles protègent les organes des chocs (tissu adipeux profond).

Elles constituent une bonne partie de nos hormones sexuelles (œstrogènes, testostérone, cortisol).

Elles transportent certaines vitamines (A, D, E, K).

Elles nourrissent, calment bien la faim, donnent du goût aux aliments.

Elles isolent du froid (tissus adipeux sous la peau).

Elles influencent le métabolisme.

Elles influencent l'immunité.

LES ADDITIFS ET LES PERTURBATEURS ENDOCRINIENS QUI VEULENT DU MAL À NOTRE CHOLESTÉROL

Qui dit « additif » dit aliment ultra-transformé. Or, parmi les centaines d'additifs autorisés, un certain nombre d'entre eux pourraient se révéler nocifs pour le cholestérol et favoriser les problèmes cardiaques.

HUILES PARTIELLEMENT HYDROGÉNÉES, OU ACIDES GRAS *TRANS*

Problème

On les trouve dans nombre de pâtisseries et biscuits bas de gamme, sucrés ou salés (biscuits apéritifs, chips...), plats préparés et autres sauces toutes prêtes, pâtes à tartiner, chocolats fantaisie, pizzas à réchauffer, etc. En effet, ce sont des produits fabriqués par les industriels avec de l'huile et non du beurre (l'huile coûte moins cher) : pour la faire durcir, ils ont recours à des procédés particuliers, soupçonnés d'être nocifs pour notre santé cardiaque. Ces matières grasses « industrielles » bouchent les vaisseaux sanguins, sont pro-inflammatoires, mettent en danger la paroi des vaisseaux. Combinaison explosive !

Solutions

- 1. Acheter des aliments naturels, simples : poisson, viande, œufs, légumes... au marché dans l'idéal. Et les cuisiner soi-même. Corollaire : éviter au maximum les plats préparés. C'est de loin la meilleure solution pour manger sainement.
- 2. Au supermarché, rejeter systématiquement les produits porteurs de l'une ou l'autre de ces mentions : huiles, graisses hydrogénées ou partiellement hydrogénées, gras *trans*, ou *shortening*...

LES GRAISSES À ÉVITER (MENTIONNÉES COMME TELLES SUR LES ÉTIQUETTES)
Huiles végétales hydrogénées
Mgv (matières grasses végétales)
Huiles* *(* ce n'est pas que « les huiles » soient à éviter, mais que « huiles » est trop vague sur une étiquette et cache à coup sûr de l'huile hydrogénée ou de mauvaise qualité)*
Graisses hydrogénées ou partiellement hydrogénées
Shortening
Gras *trans*
Acide gras *trans*

CERTAINS ANTIOXYDANTS (OU ANTIOXYGÈNE) DE TYPE « PHOSPHATES » / E338 - E340 - E450...

Problème

Le terme « antioxydant » évoque quelque chose de positif, voire de magique. C'est vrai lorsqu'il est accolé aux aliments naturellement riches en antioxydants comme les fruits colorés, les légumes... Nettement moins quand il s'agit d'additifs. Car qui dit additifs antioxydants, dit en réalité manière pour le fabricant de ralentir l'oxydation d'un produit et donc d'allonger sa date de péremption. Ce sont en quelque sorte des conservateurs, qui agissent sur l'oxydation mais pas sur le développement bactérien. Ils concernent tout spécialement les aliments renfermant des graisses, car ce sont les plus susceptibles de s'oxyder, donc de rancir, donc de rendre l'aliment immangeable (mauvais au goût, tout simplement). C'est le cas de certains phosphates, également employés comme agents levants et stabilisants en boulangerie, et comme ingrédients des produits fromagers, plats préparés en rapport avec le fromage, comme les pâtes cuisinées ou les pizzas… (émulsifiants) et même dans les sodas (acidifiants). Or, qui dit « phosphates » dit « phosphore », un minéral qui, consommé en trop grande quantité, augmente le risque cardiaque.

Solutions

Bannir le soda, les aliments hautement transformés, les pizzas et sandwiches industriels, fromage râpé bas de gamme, préparations avec du fromage bas de gamme… et tous ceux qui contiennent les formes suivantes de phosphates (lire étiquettes).

LES PHOSPHATES
Acide phosphorique, acide orthophosphorique e338
Phosphates de sodium, orthophosphates de sodium e339
Phosphates de potassium, orthophosphates de potassium e340
Phosphates de calcium, orthophosphates de calcium e341
Phosphates de magnésium, monophosphates de magnésium e343
Phosphatides d'ammonium, sels d'ammonium de l'acide phosphatidique e442
Diphosphates, pyrophosphates e450
Triphosphates e451
Polyphosphates e452

PERTURBATEURS ENDOCRINIENS

Problème

Certains perturbateurs endocriniens peuvent influencer le métabolisme des lipides et augmenter le risque de troubles du cholestérol. C'est le cas des suivants : Bisphénol A, métaux lourds, phtalates, résidus de pesticides organochlorés, perfluorés (PFOAS, PFOS), dioxines et PCB…

Solutions

Mangez le plus possible bio, variez les aliments pour éviter de concentrer les substances nocives, évitez le plastique en cuisine sous toutes ses formes (emballage, ustensiles de cuisson...).

Les aliments à éviter absolument

Viandes fumées ou grillées au bbq (poissons aussi). Préférez les petits poissons (sardine, maquereau) aux gros. Variez, variez, variez ! Ne chauffez aucun aliment dans du plastique au micro-ondes (boissons, plats tout prêts, tupperware...).

Les additifs considérés comme des perturbateurs endocriniens : E127 (Érythrosine), E131 (Bleu patenté V), E249-E252 (Nitrites et nitrates), E320 (BHA - Butylhydroxyanisole), E321 (BHT - Butylhydroxytoluène), E472 (Esters de mono- et diglycérides d'acides gras), E477 (Esters de propane-1,2-diol d'acides gras).

À PROPOS DES MARGARINES ANTICHOLESTÉROL

En prévention, c'est-à-dire si votre taux de cholestérol est normal, qu'elles soient aux stérols ou aux stanols, elles sont carrément déconseillées, de même qu'aux femmes enceintes, allaitantes et aux enfants. Pas question donc d'utiliser ce genre de produits à la maison à la place du beurre pour toute la famille. Et une fois l'hypercholestérolémie avérée, là encore les médecins discutent de leur utilité, pour conclure que, globalement, modifier son alimentation est bien plus bénéfique. Faire baisser le cholestérol est une chose, faire baisser le risque cardiaque en est une autre : ces margarines n'ont pas apporté la preuve de leur efficacité pour ce deuxième objectif qui est bien pourtant le premier recherché.

D'autant que les actifs employés par les industriels sont des phytostérols (stérols végétaux), inoffensifs lorsque naturellement présents en faible quantité dans les aliments, qui pourraient au contraire faciliter les accidents cardiaques si présents en trop grande quantité « artificiellement » dans des produits. Donc, ne pas confondre les aliments naturellement pourvus en phytostérols (= avocat, fruit de la passion, haricot sec, tofu et soja, pois chiche, chou de Bruxelles, figue, orange, flocon et son d'avoine, graines de lin et de sésame, pistache… = bien) et les aliments industriels enrichis en cholestérol (= margarines, spécialités laitières… = moins bien !).

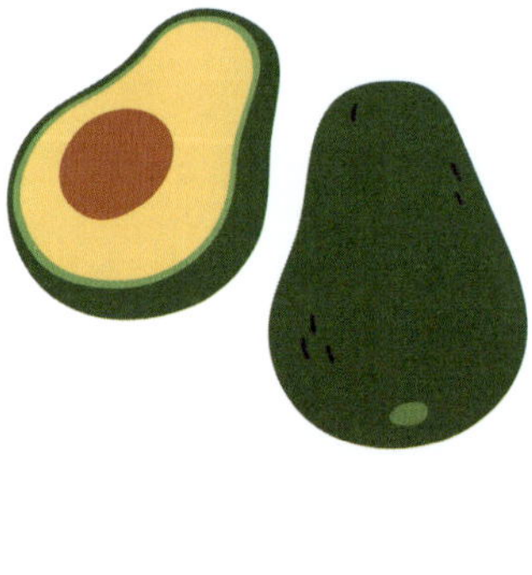

UNE ASSIETTE ANTICHOLESTÉROL D'UN COUP D'ŒIL

Au quotidien, voici à quoi devraient ressembler vos repas.

- ½ = les légumes verts - épinards, choux, haricots verts, tomate, aubergine, courgette…
- ¼ = les féculents - riz, pâtes, lentilles, haricots rouges ou blancs, quinoa, pomme de terre…
- ¼ = les protéines - poisson (cru, mariné ou vapeur), œufs (au plat, omelette…), viande blanche (poulet, escalope de dinde, de veau…) ou rouge maigre (steak de bœuf, magret de canard…).
- En dessert, un fruit, une salade de fruits, ou un yaourt nature ou un fromage blanc nature avec un peu de miel et quelques noix, c'est parfait.
- De l'huile d'olive, de l'eau.

En respectant ce simple découpage, vous mettez le maximum de chances de votre côté pour contrôler le cholestérol, mais aussi la pression artérielle, la glycémie (essentielle pour la santé cardiaque), le poids, les marqueurs inflammatoires. Non seulement vous mangez les « bonnes choses pour votre cœur », mais en outre vous vous épargnez « les mauvaises ».

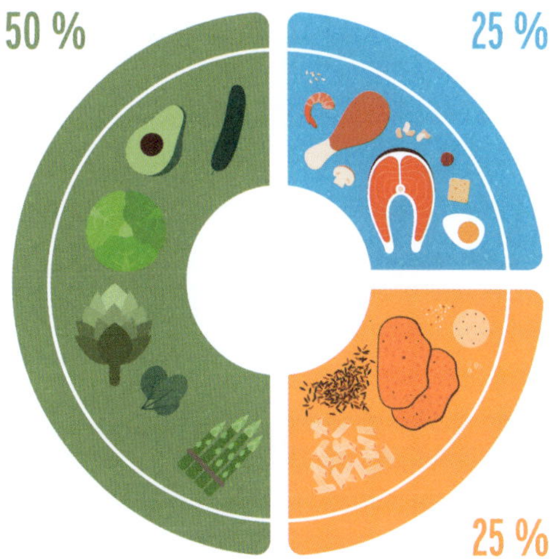

VIVE LES FIBRES ! NOS 8 BEST OF

Les fibres sont l'un des points forts de l'assiette anticholestérol. Mais pas n'importe lesquelles et pas n'importe comment ! Dans l'idéal, nous devrions en consommer environ 30 grammes par jour, dont :

- **70 % de fibres insolubles** (céréales, légumineuses, champignons) - elles constituent un gros volume, les « résidus », une garantie anticonstipation. À limiter justement en cas de tendance aux diarrhées.
- **30 % de fibres solubles** (fruits et légumes, poire, pomme, avoine, carotte, avocat...) - elles « hydratent » les selles et les rendent faciles à éliminer. Elles peuvent aider à ralentir le transit en cas de diarrhées, et sont les plus appropriées pour contrôler le taux de cholestérol.

Les fibres ont besoin d'eau pour être correctement absorbées et jouer totalement leur rôle anticholestérol, donc n'oubliez pas de bien boire !

TOP 8 DES ALIMENTS ANTICHOLESTÉROL RICHES EN FIBRES

Nous les avons aussi choisis parce qu'ils sont bons pour le microbiote intestinal (prébiotiques) et faibles en calories.

- **Feuilles vertes :** de chou (kale...), de salade (laitue, roquette...), d'épinards...
- **Choux** (tous).
- **Légumes racines** : carotte, panais, topinambour...
- **Courges** : potiron, courgette, concombre...
- **Tomate** sous toutes ses formes : crue, cuite, coulis, concentré, soupe...
- **Artichaut, cœur d'artichaut, poireau**.
- **Fruits rouges et noirs (baies)** : fraise, framboise, cassis, myrtille, groseille...
- **Pomme, poire** : mangez-les avec la peau !

MA JOURNÉE RICHE EN FIBRES

Du matin au soir, faites le plein de fibres grâce à ces menus :

PETIT DÉJEUNER	DÉJEUNER	GOÛTER	DÎNER
Thé nature au choix 1 petit bol de muesli bio ou de flocons d'avoine + cannelle avec du lait de soja Et/ou du pain complet intégral, ou au lin, ou bis + un peu de beurre, de confiture ou de miel 1 kiwi	Concombre en tranches à l'huile d'olive + ciboulette Pavé de saumon + épinards Pudding de graines de chia	1 poignée de fruits secs (abricots, pommes, pruneaux, amandes, noisettes...)	Velouté de potiron Assiette végétarienne : 100 g d'une céréale complète + 50 g de légumineuses + 200 g de légumes, un peu de champignons Tartare d'algues sur tranche de pain aux céréales Compote sans sucre ajouté

UNE JOURNÉE PAUVRE EN FIBRES (NON MERCI !)

Un exemple à ne pas suivre !

PETIT DÉJEUNER	À 11 HEURES	DÉJEUNER	GOÛTER	DÎNER
• Pain de mie, baguette ou corn-flakes • Thé ou café • Jus de fruits en brick	• Biscuits	• Salade de pâtes blanches avec sauce toute prête + jambon • Sandwich (polaire ou mie) sans crudités • Crème caramel	• Barre chocolatée • Bonbons • Soda ou jus de fruits en brick	• Soupe type bouillon de poulet • Jambon, riz blanc • Sundae

16 ASTUCES POUR MANGER PLUS DE FIBRES EN SE RÉGALANT

- **Mangez un ou des fruits et/ou légumes à chaque repas**. À CHAQUE REPAS.
- **Apéro ? Hoummous !** Probablement la meilleure source de fibres dans la catégorie apéro. Les crudités et les cacahuètes restent des compléments intéressants. Le tarama et les biscuits apéro, pas du tout !
- **Remplacez le pain blanc** (baguette, pain de mie, pain de campagne) par du pain complet, intégral, ou en cas d'intestins sensibles, du pain bis ou semi-complet, ou encore de seigle. Le pain aux céréales est souvent du pain blanc avec « un peu de céréales », finalement plutôt pauvre en fibres. On peut aussi miser sur les biscottes au blé complet.
- **Remplacez les pâtes raffinées** par des pâtes complètes, le riz blanc par du riz complet.
- **Achetez du quinoa et des graines de chia,** même si vous n'en avez jamais goûté. Ultra-simples à préparer, ultra-riches en fibres.
- **Jamais sans vos lentilles** ou flageolets, ou encore haricots blancs ou rouges (surgelés, ça cuit plus vite !).
- **Quand vous avez envie de grignoter,** choisissez des amandes, noix, noisettes. Avec 1 ou 2 fruits séchés si vous voulez.
- **Au magasin de surgelés,** achetez du « fonds » : des fruits rouges, des billes de melon, des haricots verts nature, des épinards en branches : quand on les a sous la main, on les mange. Nettement mieux que la purée en flocons, le riz blanc ou le paquet de semoule de blé, tellement moins attractifs d'un point de vue fibres !

- **Ne remplacez pas les fruits par du jus :** les vrais fruits sont beaucoup, beaucoup plus riches en fibres. Et on en consomme bien moins qu'en jus, donc on avale pour finir bien moins de sucre. Préférable à tous points de vue.
- **Mangez la petite peau blanche** autour des mandarines, clémentines, oranges, pamplemousses : elle regorge de pectine, une fibre « star » anticholestérol.
- **Saupoudrez vos plats salés et sucrés de fines herbes et d'épices :** même en faible quantité, leur apport en fibres est très honorable, surtout pour les herbes et la cannelle.
- **Ajoutez un peu de son d'avoine** ou de blé sur vos salades, plats, ou mixez avec des fruits.
- **Préparez vos pâtes à crêpes, à tarte...** avec de la farine complète plutôt que blanche, au moins en partie.
- **Confectionnez vos sandwiches** avec du pain complet et... remplacez le beurre ou la mayonnaise par de la chair d'avocat, que vous tartinerez avec soin.
- **Adoptez la logique des petits pas.** Rajoutez un peu de lentilles dans cette soupe, quelques cubes de concombre dans cette salade de tomates, un champignon émincé dans cette belle laitue, 3 cerneaux de noix sur cette frisée, une cuillère à soupe de mélange de graines pour salades (au rayon « fruits oléagineux »).
- **Ne ratez jamais une occasion de répartir 3 ou 4 fruits rouges** (frais ou surgelés) sur un fromage blanc ou un yaourt. Rien que pour la couleur !

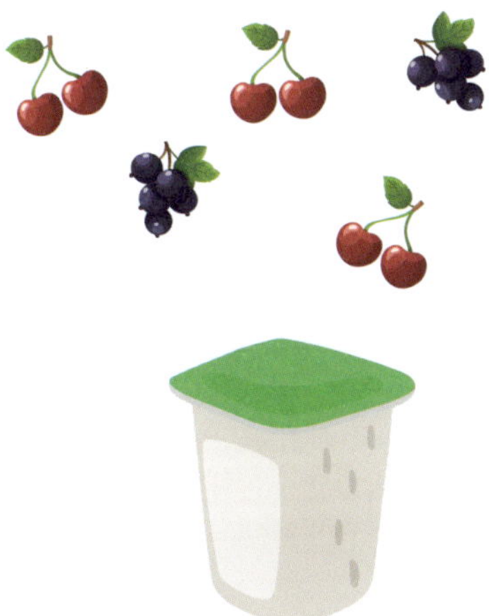

FLORE INTESTINALE ET CHOLESTÉROL : ILS SONT LIÉS !

La flore intestinale, aussi appelée microbiote intestinal, constituée de milliards de milliards de bactéries vivant dans notre intestin, est extraordinairement importante pour la santé digestive, l'immunité, la gestion du poids, la santé mentale… ou encore le cholestérol ! Certaines bactéries du côlon semblent même quasiment dédiées à cet objectif louable : réduire notre mauvais cholestérol.

Par exemple *Bacteroides dorei Strain D8* (entre nous, appelons-la D8), ou *Eubacterium coprostanoligenes*, qui le transforment en coprostanol, c'est-à-dire en cholestérol directement éliminable (et éliminé) via les selles. Il y a aussi les *Oscillibacter* : plus elles sont présentes dans le tube digestif, plus la personne a un taux de cholestérol bas. Et elles semblent interagir entre elles pour un impact anticholestérol encore plus marqué.

Ce dont notre microbiote intestinal raffole par-dessus tout ? Les fibres ! En manquer tue littéralement les bonnes bactéries. Mais aussi les oméga 3, les protéines, certains polyphénols, les aliments riches en probiotiques (bactéries amies) et/ou en prébiotiques (super-engrais pour les bactéries)… et l'activité physique.

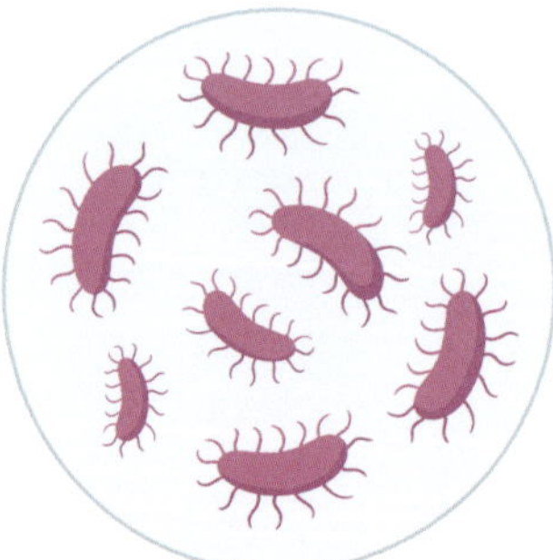

LES MEILLEURES TISANES ANTICHOLESTÉROL, POUR BIEN FINIR LE REPAS

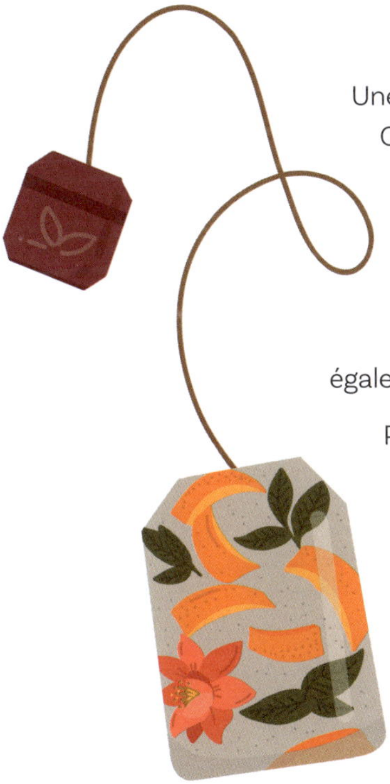

Une herboristerie à portée de pied ou de clic Internet ? Certaines plantes aident à contrôler le cholestérol. Pour aller au plus simple, du thé vert de bonne qualité, très antioxydant et peu oxydé, est un bon réflexe. Les thés Pu-erh, ou le Oolong, sont carrément dédiés à la baisse des graisses dans le sang, cholestérol et triglycérides. Mais la plupart des autres thés verts sont également très recommandables.

Pour un « cocktail » phyto complet, vous pourriez commander un mélange à base de feuilles d'artichaut, boldo, Chrysanthellum americanum, pissenlit, toutes hypocholestérolémiantes. Comme ce sont des plantes amères, ajoutez-y de la menthe, de la badiane pour adoucir le goût, mais pas de sucre, évidemment.

Préparez une tisane à raison d'environ 2 cuillères à soupe pour 50 cl d'eau frémissante, laissez infuser quelques minutes avant de filtrer, et buvez chaque jour votre demi-litre.

Le gingembre, surtout frais, est également intéressant. Alternez vos infusions de feuilles avec des décoctions de lamelles de rhizome de gingembre. Délice !

À PARTIR DE QUEL ÂGE FAUT-IL FAIRE ATTENTION À SON CHOLESTÉROL ?

Dès l'enfance, surtout si l'on est à risque (famille « hypercholestérolémie ») et/ou en surpoids « depuis tout petit ». Contrairement aux idées reçues, le cholestérol n'est pas ou n'est plus « seulement » une « maladie de vieux ». Comme le résument les cardiologues : « On ne fait jamais assez tôt attention à son taux de cholestérol. » Car l'accumulation des plaques de graisses dans les artères peut commencer dès le plus jeune âge, à cause d'une alimentation trop grasse, trop sucrée, et un manque d'activité physique. Cette mauvaise combinaison peut malheureusement aboutir à des accidents cardiaques ou cérébraux, aussi chez de jeunes adultes, c'est triste. Le diabète, les maladies de la thyroïde ou des reins peuvent également élever le cholestérol. Selon une étude parue dans la revue *Nature* en septembre 2024, plus tôt on fait attention à son alimentation et on nourrit ses enfants sans exagération côté sucre et graisses, mieux ça vaut. Les médecins préconisent un test sanguin chez les enfants de 9 à 11 ans... et même dès 2 ans chez ceux dont les antécédents familiaux sont fragilisants sur ce point (maladie métabolique). Histoire d'anticiper pour les enfants jugés à risque, et donc d'éviter les complications.

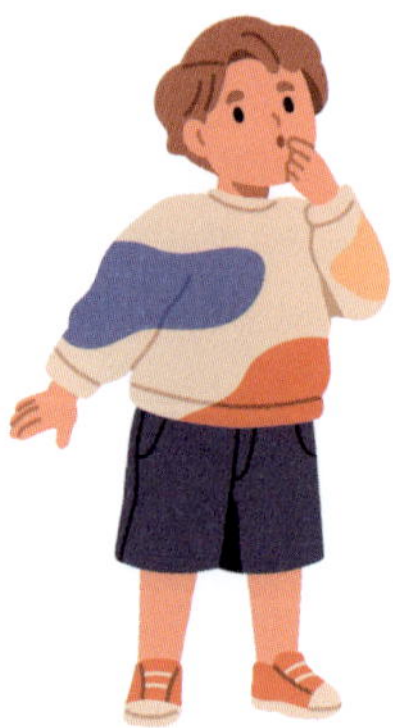

JE VIENS D'APPRENDRE QUE J'AVAIS TROP DE CHOLESTÉROL…

Les médecins préconisent de s'en tenir aux recommandations alimentaires suivantes pendant plusieurs semaines et même plusieurs mois SANS prendre de médicaments anticholestérol. Si, et seulement si, votre cholestérolémie ne baisse pas, le vôtre envisagera sans doute de vous mettre sous traitement, ce qui n'empêchera pas de respecter encore et toujours les consignes diététiques. En effet, le traitement est une strate « au-dessus », mais le socle de la réponse thérapeutique reste l'alimentation.

- **Mangez moins de graisses saturées :** viandes rouges, produits laitiers, plats préparés, huile de coco… Le cholestérol se trouve exclusivement dans les aliments d'origine animale, mais certains végétaux renferment une grande quantité de graisses saturées, à contrôler également. Par exemple, l'huile de coco, qui ne vaudrait pas mieux que le lard, le beurre ou l'huile de palme car elle augmente significativement le taux de LDL-cholestérol (le mauvais). Il faut dire qu'elle ne renferme pas moins de 82 % d'acides gras saturés, autant que le beurre.
- **Mangez plus de graisses insaturées :** huiles végétales, poissons gras, fruits oléagineux. L'huile d'olive est probablement l'une des mieux placées pour prendre soin de vos artères et vous aider à contrôler votre cholestérol, mais les produits de la mer et les noix sont très intéressants aussi.
- **Surtout, ne supprimez pas toutes les graisses :** vous ne ferez pas (ou peu) baisser votre taux de cholestérol total, en revanche vous ferez baisser le taux de HDL-cholestérol, celui qui protège ! En plus, elles renferment certaines vitamines, comme la A et la D, très importantes pour la santé cardiaque, que l'on ne trouve pas ailleurs.

- **Pour la cuisson,** remplacez le beurre par de l'huile d'olive. C'est la manière la plus simple de manger moins de graisses saturées et plus d'insaturées.
- **Consommez plus de fibres,** surtout solubles, c'est-à-dire plus de végétaux - tous les légumes verts, tous les fruits, notamment pomme, carotte, abricot. L'avoine, les graines de chia et l'agar-agar sont des super-fournisseurs de fibres solubles. Donc des superaliments anticholestérol.
- **Modérez votre consommation d'alcool.** Très vite, il augmente le taux de cholestérol et de triglycérides dans le sang.
- **Choisissez vos produits laitiers au lait demi-écrémé** (lait, yaourt, fromage blanc, etc.) et sachez qu'ils renferment des lipides dits « polaires », bons pour réduire le cholestérol. En quantité raisonnable s'entend.
- **Fuyez les aliments cumulant sucre et mauvaises graisses :** pâtes à tartiner, pâtisseries et tous les desserts « gras » en général tels que bûche de Noël, galette des rois, financier, opéra, crème brûlée, crème glacée...
- **Mangez plus de produits végétaux, moins de produits animaux.** On l'a dit et répété : le cholestérol et les graisses à contrôler se concentrent dans les viandes et autres aliments d'origine animale.
- **Ne focalisez pas sur le cholestérol des aliments,** mais limitez-en tout de même la consommation : évitez de dépasser 250 mg de cholestérol par jour. Par exemple, si vous dégustez 12 huîtres à midi, ne mangez pas d'œufs le soir.
- **Ne dépassez pas 4 à 5 œufs par semaine.** Pour une omelette, comptez 2 œufs entiers (blanc + jaune) par personne, c'est la bonne portion.

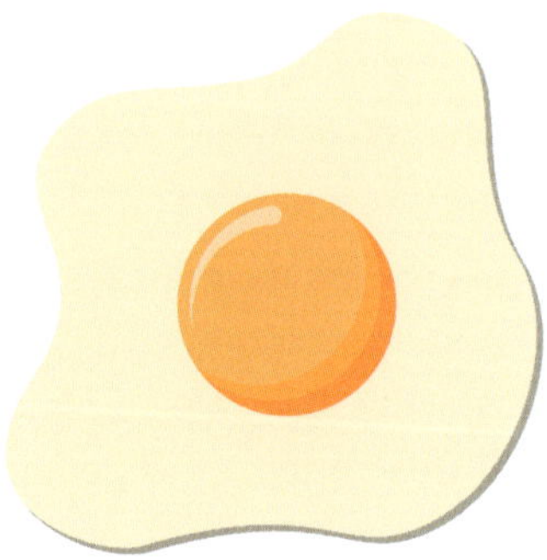

80 MENUS ANTICHOLESTÉROL

10 PETITS DÉJEUNERS

- **Le classique.** 1 thé nature, 2 ou 3 tartines de pain (au levain, aux céréales ou noir) avec de la purée d'amandes et de la compote sans sucre ajouté, 1 yaourt nature, 1 kiwi.
- **Super-minceur.** 1 thé nature, 1 yaourt au soja avec du muesli non sucré, ½ barquette de fraises ou framboises.
- **Grand Nord.** 1 café nature, 2 ou 3 tartines de pain (aux céréales ou noir) avec 1 tranche de saumon fumé, 1 fromage blanc nature, 1 poignée de myrtilles.
- **Le petit déj douceur.** 1 thé nature, 2 ou 3 tartines de pain (aux céréales ou noir) avec de la purée d'amandes, miel, 1 salade de fruits frais.
- **Super-protection végane.** 1 thé nature, 1 yaourt au soja nature avec une poignée de fruits secs (amandes, noix, noisettes), 1 banane.
- **Fresh.** 1 thé nature, 2 ou 3 tartines de pain (aux céréales ou noir) avec du fromage de chèvre frais, ½ pamplemousse.
- **Cocon d'hiver.** 1 chocolat chaud au lait (de vache, soja ou amande), 2 ou 3 tartines de pain au levain légèrement beurrées, 1 compote de pommes sans sucre ajouté à la cannelle.
- **Super-coupe-faim.** 1 café nature, porridge aux flocons d'avoine et lait (cuit 2 minutes), 1 pomme râpée.
- **Sucré-salé.** 1 thé nature, 1 tartine de pain au levain avec du blanc de poulet, ¼ de concombre en rondelles, 1 poire.
- **Breakfast antioxydant.** 1 smoothie banane-cassis, 2 ou 3 tartines de pain (aux céréales ou noir) avec de la purée d'amandes et sirop d'érable.

30 MENUS POUR TOUS LES JOURS

- **De toutes les couleurs.** Concombre vinaigrette, blanc de poulet grillé, haricots rouges, compote de pommes.
- **Girly.** Salade de betterave, 1 filet de poulet grillé, épinards, 1 yaourt au soja.
- **Super-digeste.** Radis à la croque-au-sel, escalope de veau grillée, riz complet sauce tomate, 1 yaourt nature.
- **Protéines express.** Wok express de la mer, chèvre frais, 1 banane.
- **Les œufs dans le même panier.** Omelette à la macédoine de légumes, salade verte, 1 tranche d'ananas frais.
- **Peau neuve.** Soupe de carottes, escalope de dinde panée aux noisettes, haricots verts, 1 petite mangue.
- **Mon basique et pas cher.** Salade d'endives aux noix, 1 blanc de poulet rôti, courgettes sautées, 1 poire.
- **Mer et terre.** Moules à la casserole (marinières), 2 pommes de terre vapeur, 1 yaourt, 1 petite grappe de raisin.
- **Super-léger.** Papillote de cabillaud aux tomates fraîches, salade de mâche, 1 pêche.
- **Ça cale !** Salade de lentilles, filet de dinde avec tomates au four (à l'ail), 1 pomme au four.
- **Sans gluten.** Quinoa sauté aux champignons, 1 petite boîte de thon, 2 clémentines.
- **Comme à la campagne.** Soupe de petits pois, un morceau de fromage de chèvre frais, faisselle au coulis de fruits rouges.
- **Un déjeuner du dimanche.** Salade verte, gigot d'agneau, haricots blancs, 1 pomme.
- **Viva Italia.** Pâtes au pesto, courgettes et champignons sautés, 1 yaourt, 1 pêche.
- **La panthère rose.** Betterave en salade, 1 filet de saumon grillé, épinards à la crème de soja, 10 litchis.
- **Le menu du potager.** Céleri branche à la croque-au-sel, filet mignon de porc grillé, endives braisées, 1 yaourt, 1 poire.
- **Veau et brebis.** 1 escalope de veau, champignons sautés, salade verte, 1 petit morceau de fromage de brebis, 1 tranche d'ananas.
- **Manhattan.** Salade de tomates et concombre, brochette de dinde grillée et purée d'avocat, 1 yaourt, 6 noix.
- **Arc-en-ciel.** Carpaccio de betterave à l'orange, chili con carne, 1 yaourt nature au coulis de cassis.
- **Oh les fibres !** Artichaut vinaigrette, cuisse de dinde au four, purée de brocolis, compote de pomme-rhubarbe.

- **Extra-superlight.** Demi-pamplemousse, filet de cabillaud grillé, courgettes sautées, 1 pomme.
- **Sud-Ouest.** Salade verte, tartines de haricots blancs au thon et tomates, 2 clémentines.
- **Thaïe fine.** Crevettes exotiques, riz basmati, ½ mangue ou 1 kaki.
- **Cordillère des Andes.** Quinoa express aux fruits de mer, salade d'endives aux noix, 1 kiwi.
- **Comme à la cantine (en mieux).** Carottes râpées, 1 escalope de poulet grillé, compote de pommes et fruits rouges.
- **Forestier.** Soupe de courgettes, omelette (2 œufs) aux champignons, 1 pomme au four aux fruits secs.
- **Cuisine minute.** Omelette (2 œufs) aux poivrons et tomates, 1 petite boîte de petits pois, 1 banane cuite avec un voile de cannelle.
- **Et hop !** Salade de haricots bicolore express, 4 aiguillettes de canard grillées, 1 pomme.
- **Fibres et protéines.** Soupe de petits pois, 1 filet de merlan grillé, 1 yaourt avec 6 noix et noisettes, 3 pruneaux.
- **Rustique.** Soupe à l'orge, 2 tranches de jambon, salade de mâche aux noix, 1 poire.

10 MENUS À EMPORTER

- **Bento box.** Tomates farcies à l'avocat et au crabe, 1 yaourt au soja nature, 1 banane.
- **Pique-nique.** Salade de haricots rouges et blancs (en boîte + filet d'huile d'olive, vinaigre, sel, poivre), 2 tranches de jambon, 2 à 3 clémentines.
- **Greenwich.** Sandwich végétarien (beurre d'avocat, pignons, fromage frais, roquette, tomate séchée…), 1 yaourt nature, 2 clémentines.
- **Dwich Némo.** Sandwich thon/ciboulette, 1 poignée de tomates cerises, 1 orange.
- **Cric croc !** Radis à la croque-au-sel, sandwich fromage frais, saumon fumé, aneth, 1 pomme.
- **Mon petit sandwich les jours de shopping.** Sandwich poulet-crudités, 1 yaourt, 1 banane.
- **Salade de riz.** Salade de riz au thon avec concombre, tomate, olive, pignons de pin… 1 fromage blanc miel et noix.
- **Comme en rando.** Carottes râpées, 2 œufs durs, 1 tomate, 1 yaourt nature, 6 noix et amandes.

- **Finger food de Monsieur Seguin.** Sandwich au pain complet (céréales ou noir) avec chèvre frais, salade verte (sucrine coupée en morceaux, vinaigrette légère), 2 clémentines.
- **Zéro cuisine.** 2 tranches de saumon fumé, 1 petite boîte de macédoine de légumes avec un petit peu de vinaigrette, 1 yaourt nature, 1 pomme.

10 MENUS CHICS

- **Top Chef.** Verrines d'avocat, tomate et crabe, coquilles Saint-Jacques, fondue de poireaux, papillote de fruits frais et secs.
- **Pour picorer.** Assiette marine, plateau de fromage de chèvre et salade aux noix, fondue de fruits frais au chocolat.
- **Tout frais.** Avocat aux crevettes, roulés de veau aux épinards et au chèvre, carpaccio d'ananas à la menthe.
- **Marrakech.** Couscous (semoule), rôti de veau au four, oignons fondants à la cannelle et aux raisins secs, salade de pamplemousse aux dattes.
- **Made in France.** Asperges vinaigrette, rosbif, haricots verts, salade verte à l'échalote, framboises.
- **5 couleurs.** Poivrons marinés, brochettes de veau à la cannelle, boulgour, salade d'oranges.
- **Très grand large.** 6 huîtres, saumon au cacao, riz sauvage, salade d'agrumes et mélange de fruits noix/noisettes…
- **Bangkok.** Soupe froide à l'avocat et au lait de riz, brochette de gambas, tian de courgettes et tomates, terrine de fruits au thé vert.
- **Au bord de la mer.** Crevettes, paupiettes de saumon au chou et aux algues, figues rôties à l'orange et aux amandes.
- **Chicken run.** Poulet aux 40 gousses d'ail, 2 pommes de terre au four, fromage frais avec 6 noix, verrine de fraises à la menthe.

10 MENUS D'AUTOMNE-HIVER

- **Chauds les marrons.** Soupe de châtaignes aux amandes, 1 blanc de poulet grillé, endives braisées, 1 poire.
- **Mini-repas, maxi-rassasiement.** Paupiette de saumon au chou et aux algues, 1 banane.
- **À Dijon.** Soupe aux pois chiches, courgettes et tomates, 1 cuisse de lapin grillée à la moutarde, barquette de cassis, groseilles…

- **Chez Mamie.** Pot-au-feu et son bouillon, compote d'hiver à la badiane.
- **5 fruits et légumes.** Salade de mâche à l'avocat, 2 tranches de rôti de porc, purée de potiron-carotte, carpaccio d'ananas à la menthe.
- **Bombay.** Soupe de courgettes, curry de thon, riz sauvage, ½ mangue.
- **Bonne mine.** Soupe de potiron, 2 tranches de jambon, salade d'endives aux noix, 1 orange.
- **Détox.** Soupe poireaux-pommes de terre, colin poêlé avec une tomate coupée en deux, 1 kiwi.
- **Un dimanche d'automne en forêt.** Poireaux vinaigrette, rôti de veau aux châtaignes et champignons, compote pommes-fruits rouges.
- **Super-IG.** Branche de céleri, carotte et fenouil crus en bâtonnets à la croque, daurade grillée au four, gratin de courgettes, 1 kaki.

10 MENUS DE PRINTEMPS-ÉTÉ

- **Ça croque !** Salade de petites courgettes crues aux pignons et noisettes, sardines grillées, fraises.
- **Barcelone.** Gaspacho, sole grillée, ratatouille, 1 yaourt nature, verrine de fraises à l'hydrolat de rose.
- **On dirait le Sud.** Melon, sardines farcies aux herbes, cumin et citron, quinoa aux courgettes, 1 fromage blanc, figue fraîche.
- **Sur le port de Marseille.** Taboulé (semoule), ceviche de bar, ratatouille, 1 nectarine.
- **Tonnerre de Brest !** Salade de tomates, moules marinières, 6 petites pommes de terre nouvelles à la vapeur, soupe de melon avec une petite galette de sarrasin au caramel (très peu !).
- **Méditerranéen.** Poivrons marinés, 1 brochette de poulet grillé, haricots verts, 1 yaourt, 1 pêche.
- **Nord-Sud.** Salade de concombre au saumon fumé, pâtes à la sauce tomate, mousse aux fruits rouges.
- **La Camargue.** Thon basquaise, riz sauvage aux courgettes, 1 yaourt nature, 3 abricots.
- **Sur l'île du Frioul.** Roquette aux pignons, calamars grillés, petits pois frais, 1 poignée de cerises.
- **La croisière s'amuse.** Jus multilégumes, maquereaux grillés, aubergines au four, 1 tranche de pastèque.

23 IDÉES ANTICHOLESTÉROL AU QUOTIDIEN

- **Pour tartiner votre pain** le matin, remplacez parfois le beurre par de la purée d'amandes (pas de la crème d'amande, sucrée). Ou de la purée de noisette.
- **Mangez 1 légume + 1 fruit** à chaque repas.
- **Programmez 3 plats** de poisson par semaine.
- **Remplacez la viande rouge** (bœuf) par la viande blanche ou la volaille (veau, dinde, poulet).
- **Préparez votre vinaigrette maison** avec huile de colza + vinaigre de vin ou jus de citron + moutarde (facultatif) + herbes fraîches ou surgelées.
- **Préparez vos sauces maison** ou choisissez exclusivement les sauces « nature », par exemple le coulis de tomates (100 % de tomates, rien d'autre).
- **Plutôt sucrer un yaourt ou un fromage blanc (délicieux nature !),** préférez la compote (sans sucre ajouté), les morceaux de fruits ou les fruits secs.
- **Remplacez le sucre** par du sirop d'érable ou du miel (à consommer avec grande modération tout de même).
- **En dessert,** choisissez un fruit, cru ou cuit, une compote sans sucre ajouté. Ou un yaourt, un skyr, un fromage blanc nature, ou encore un dessert à base de graines de chia + lait végétal (ou demi-écrémé).
- **Remplacez les pâtes classiques au beurre** par des pâtes + petits cubes de légumes, des pâtes complètes ou semi-complètes, des pâtes de sarrasin, du quinoa ou encore par des lentilles, des flageolets, des petits pois, des pâtes faites avec de la farine de légumes secs...

- **Emportez avec vous** une boîte contenant une poignée d'amandes, noisettes, noix et consommez-les dans la journée. La pause snacking anticholestérol idéale en cas de petite faim !
- **Répartissez noix, noisettes et amandes,** entières ou concassées, sur vos salades (sucrées et salées), gratins, laitages...
- **Oubliez les cafés latte et autres boissons customisées, sucrées.** Préférez du café nature, du thé nature, une infusion sans arôme, etc.
- **Commencez chaque repas** (déjeuner et dîner) par une soupe ou une crudité.
- **Remplacez le dessert** par un carré de chocolat noir (bien noir...).
- **Au déjeuner et au dîner,** cuisinez à l'huile d'olive et pas au beurre ni à la margarine.
- **Éliminez les yaourts aux fruits du commerce,** hyper-sucrés : ajoutez vous-même des fruits frais et secs coupés en morceaux à un yaourt nature.
- **Cuisinez toujours les féculents,** quels qu'ils soient (pâtes, riz...) avec des légumes.
- **Colorez vos assiettes :** plus celles-ci ressembleront à des tableaux multicolores, plus antioxydante sera votre alimentation !
- **Remplacez le sel classique** par du sel aux algues sur les poissons mais aussi les légumes, œufs, féculents... Et pensez au gomasio, génial aromate à utiliser à cru sur toutes vos salades et plats : constitué de sel et de sésame grillé, il réduit la quantité de sel utilisée tout en accroissant saveur, plaisir, fibres et « bons gras ».
- **Les surgelés, c'est pratique** (poissons, viandes, volailles, légumes, fruits...), mais prenez-les toujours nature : le produit, rien que le produit, pas d'additifs.
- **À table,** buvez de l'eau.
- **Évitez les jus de fruits.** Tous. Trop sucrés ! **Et évidemment les autres boissons sucrées** (soda, boisson énergisante, café latte, boisson aromatisée...). C'est simple : réduisez tout ce qui est sucré en général (bonbons, biscuits, pâtisseries...).

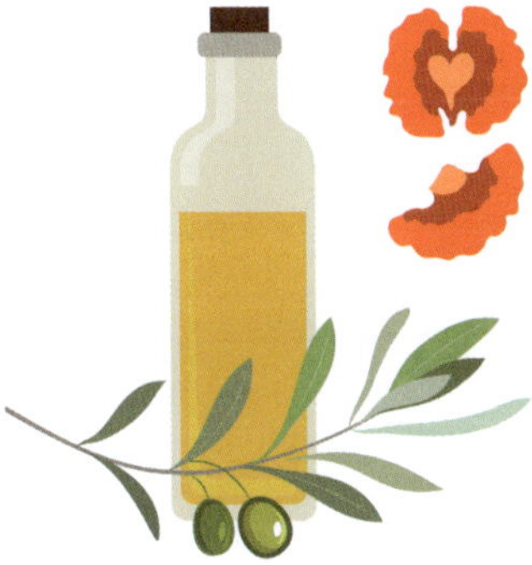

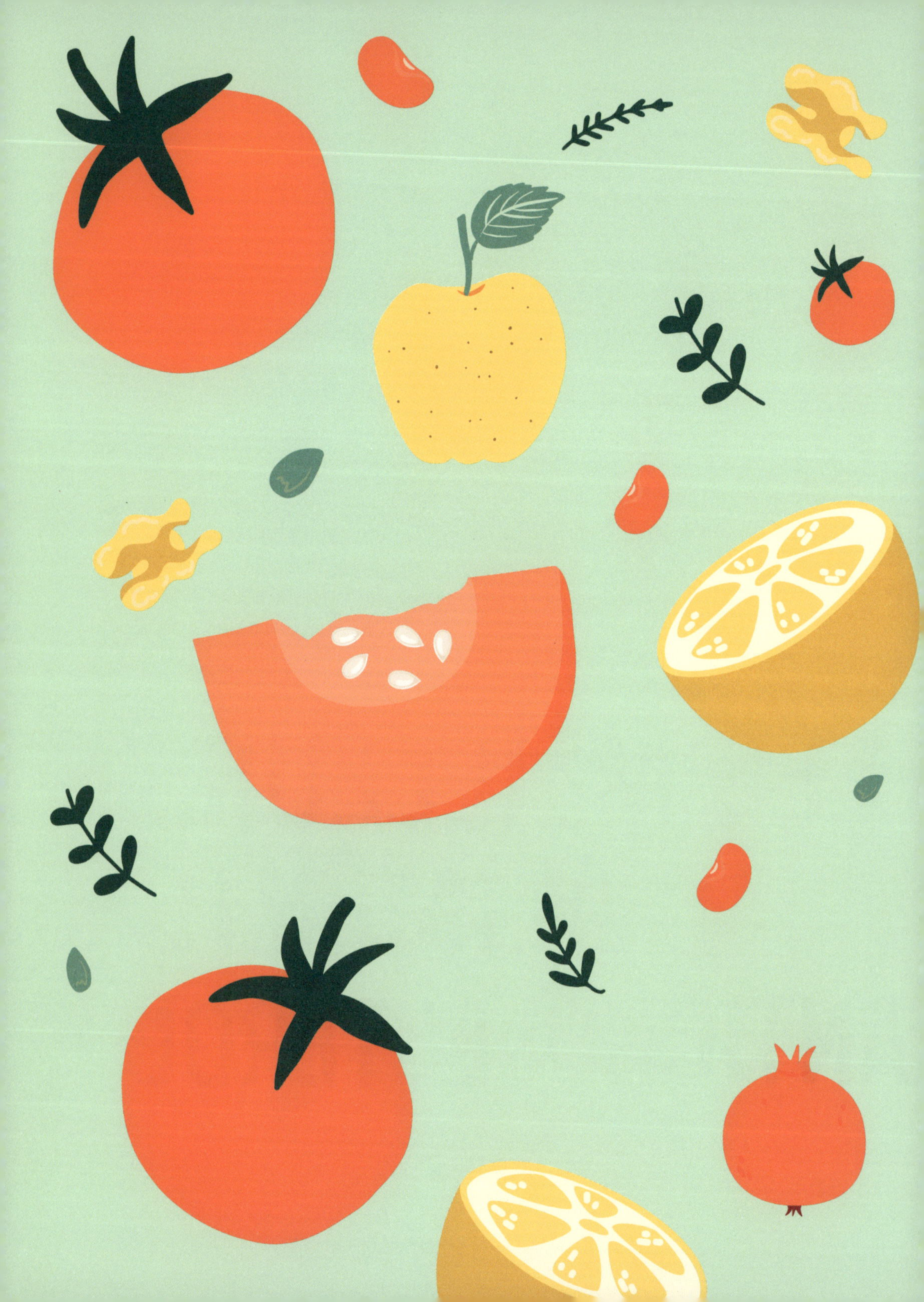

2

LES MEILLEURS ALIMENTS ANTICHOLESTÉROL

ABRICOT

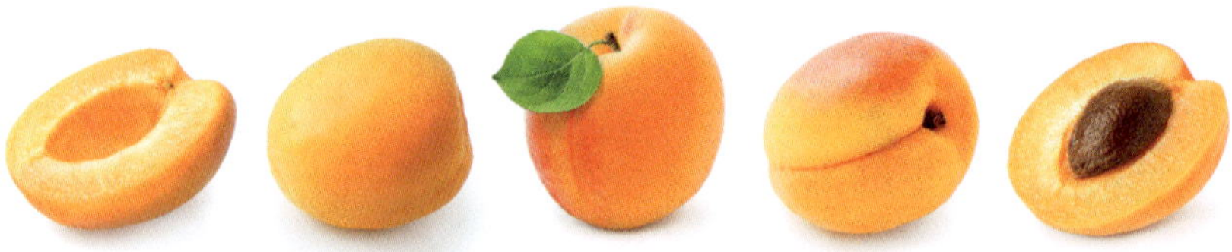

- **Il protège le cœur, c'est un fluidifiant sanguin, il fait baisser la pression artérielle.**

ET AUSSI

- Il est anticonstipation et favorise l'élimination.
- Peu sucré et plein de fibres, c'est un bon aliment minceur.
- Ses carotènes participent à la prévention de la cataracte ainsi que de certains cancers (larynx, œsophage, poumons).

AIL

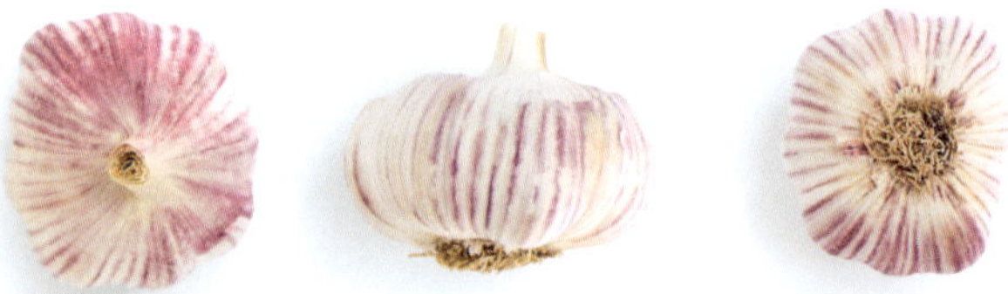

- **Il est recommandé en cas de fragilité cardiaque – hypertension artérielle, excès de cholestérol, risque d'accident (antécédent d'infarctus, AVC, athérosclérose – agrégation plaquettaire…). Il protège cœur et cerveau. C'est un fluidifiant sanguin.**

ET AUSSI

- Il soutient l'immunité.
- Surtout cru, il est antiseptique, antifongique, antiviral, antibactérien.

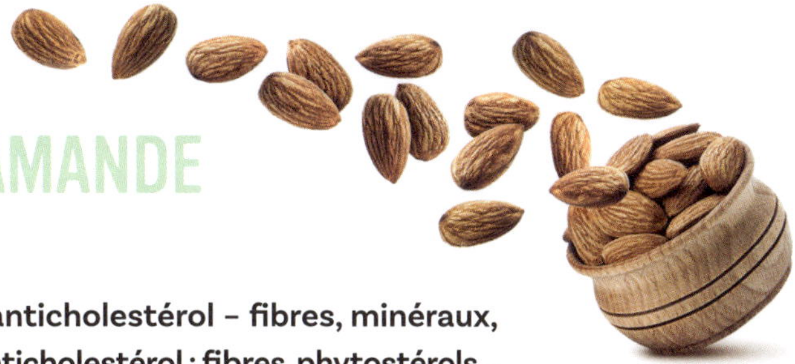

AMANDE

- **C'est une petite bombe anticholestérol – fibres, minéraux, bons gras et nutriments anticholestérol : fibres, phytostérols...**
- **Elle ne contient pas de cholestérol, même si elle renferme des (bonnes) graisses.**

ET AUSSI

- Ses flavonoïdes anticancer (prévention) sont variés – quercétine, kaempférol...
- Elle aide à calmer l'appétit et à contrôler le glucose (glycémie plus stable).

ARTICHAUT

- **Il fait baisser le cholestérol grâce à ses fibres et à un tanin, la cynarine.**

ET AUSSI

- Son inuline, un prébiotique présent surtout dans le cœur, stabilise le glucose et oriente la flore intestinale vers « l'anti-inflammatoire » et « l'antikilos ».
- Il soutient et protège le foie : anti-NASH/MASH= « foie gras ».
- C'est un expert en élimination urinaire.
- Il stimule la sécrétion de la bile, donc aide à digérer les graisses.
- Il renferme de nombreux polyphénols antioxydants.

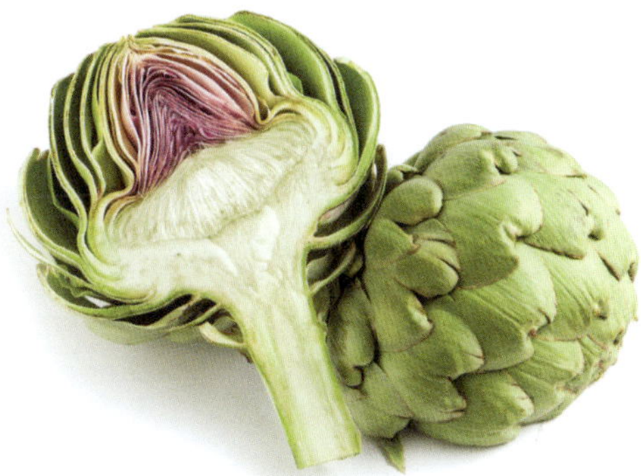

ASPERGE

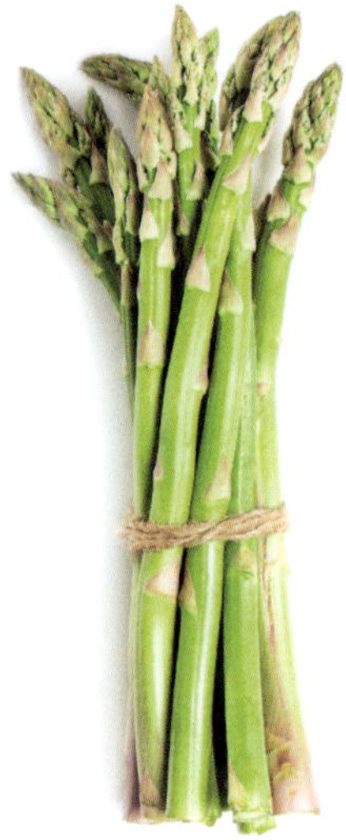

- **Ses fructo-oligosaccharides sont des glucides particuliers qui font baisser le cholestérol.**
- **Son glutathion, super-antioxydant, aide à éliminer le cholestérol oxydé, donc nocif.**

ET AUSSI

- Elle soulage brûlures d'estomac, indigestions, nausées, constipation.
- Diurétique, elle fait « faire pipi », réduit œdèmes, rétention d'eau, cellulite, hypertension, syndrome prémenstruel, problèmes rénaux.
- Peu calorique, mais bourrée de nutriments protecteurs, elle est recommandée dans tous les régimes minceur, antifatigue, de convalescence.
- Elle est riche en glutathion un super-antioxydant.

AUBERGINE

- **Ses saponines, ses fibres solubles et ses phytostérols sont anticholestérol.**
- **Super-antioxydante pour le cœur grâce à ses anthocyanes et à son acide chlorogénique.**

ET AUSSI

- Amie du microbiote, très riche en fibres solubles, elle est anticonstipation et bonne pour le foie. C'est l'un des fleurons du régime méditerranéen.
- Elle calme l'appétit, elle est super-légère, et son index glycémique est très bas : la combinaison idéale.

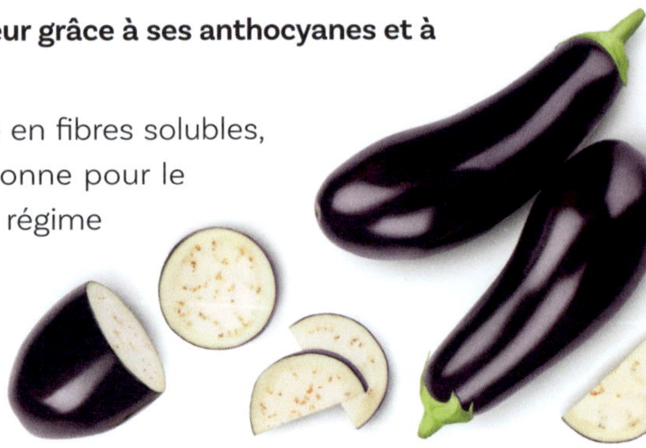

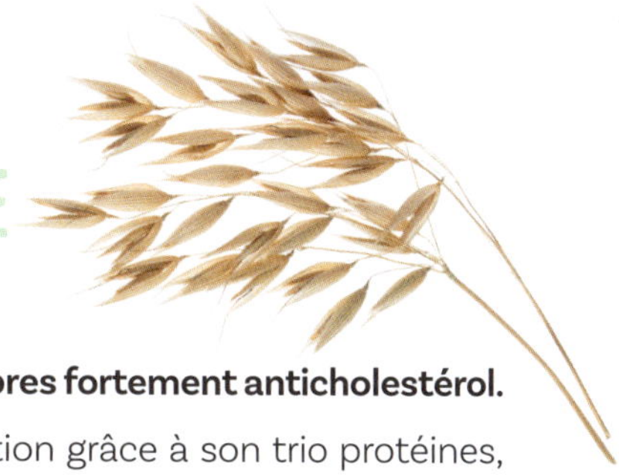

AVOINE

- **Elle renferme des bêta-glucanes, des fibres fortement anticholestérol.**
- ET AUSSI — Bon coupe-faim, et alliée anticonstipation grâce à son trio protéines, fibres et bonnes graisses.
- Antifatigue et bonne pour les muscles.
- Faites cuire ses flocons 2 à 3 minutes (porridge) ou reposer crus une nuit (« overnight oats ») dans du lait animal ou végétal, ou dans de l'eau.

CHOCOLAT NOIR

- **Le chocolat noir augmente légèrement le bon cholestérol, fait baisser le mauvais et empêche les caillots de boucher les artères grâce à ses flavanols et à sa vitamine B3.**
- **Ses flavonoïdes aident à prévenir l'oxydation du cholestérol.**
- **Son magnésium et son acide stéarique sont amis du cœur.**
- ET AUSSI — Attention, il reste sucré, gras et calorique : à déguster avec parcimonie !

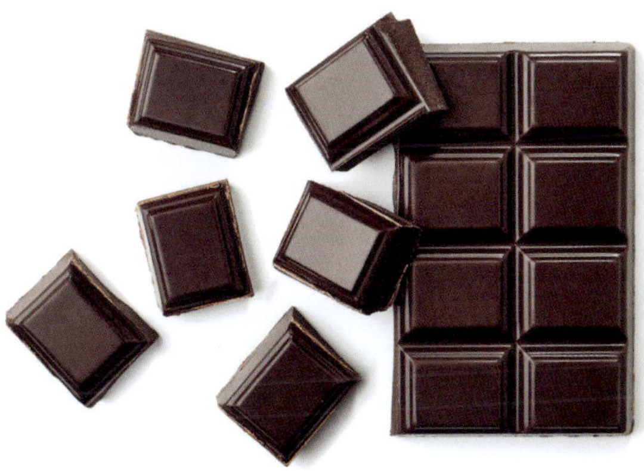

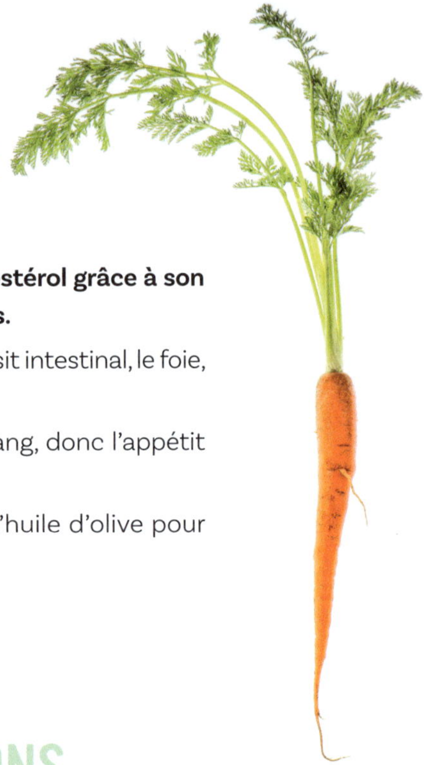

CAROTTE

- **Elle aide à contrôler la tension et le cholestérol grâce à son potassium, à ses carotènes et à ses fibres.**

ET AUSSI

- Elle stimule en douceur la digestion, le transit intestinal, le foie, et favorise l'élimination.
- Elle aide à équilibrer le glucose dans le sang, donc l'appétit et l'énergie.
- Faites-la chauffer et accompagnez-la d'huile d'olive pour profiter au maximum des antioxydants.

CHAMPIGNONS

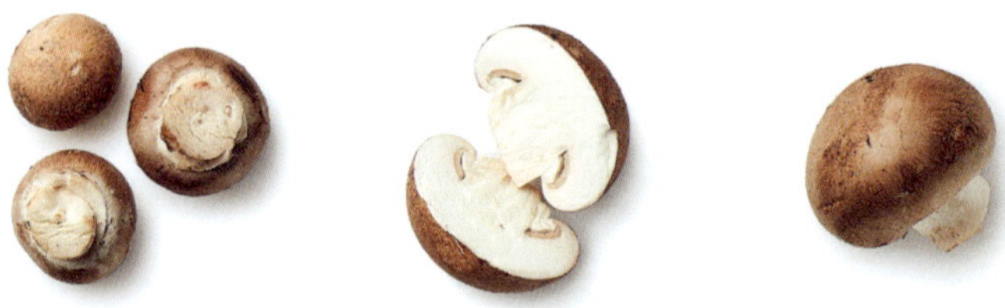

- **Tous les champignons sont de bons protecteurs cardiaques, à condition de bien les préparer : pas noyés dans le beurre ni la crème ! Même le champignon de Paris.**
- **Girolle, maitaké, pleurote, reishi, shiitaké renferment éritadénine, mévinoline et/ou bêta-glucanes. Un trio super-anticholestérol et antitriglycérides.**

ET AUSSI

- Le champignon noir, typique des restaurants chinois, fait baisser les graisses dans le sang et empêche les artères de se boucher.

CHOUX

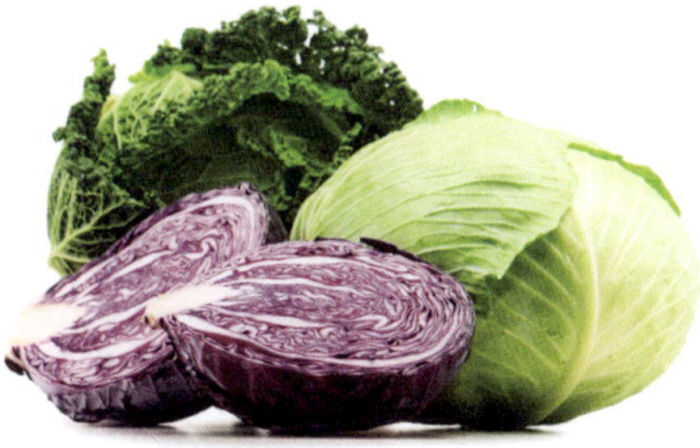

- **Choux rouge, blanc, vert, de Bruxelles, fleur, romanesco, brocoli... ces « super-légumes », véritables « légumes/médicaments », sont anticholestérol.**
- **Grâce à leur teneur en fibres, phytostérols, calcium, antioxydants, minéraux et vitamines (notamment C et K), ils contrôlent la pression artérielle, l'inflammation et maintiennent en bon état les vaisseaux sanguins, trois points cruciaux pour protéger le cœur.**

ET AUSSI

- Toute la famille est fortement antioxydante, anti-inflammatoire et soutient l'immunité.
- Ils stimulent le foie, l'élimination des déchets, et aident à équilibrer le glucose dans le sang.

CITRON

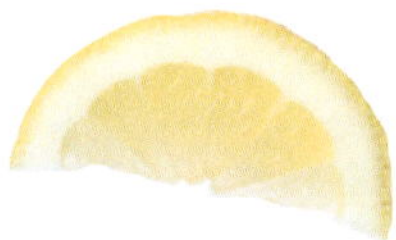

- **Protecteur cardiaque et antidiabète, il diminue glucose, cholestérol et triglycérides sanguins. Notamment grâce à sa vitamine C, et ses limonoïdes.**
- **Ses flavonoïdes renforcent les vaisseaux pour une meilleure circulation.**

ET AUSSI

- Il réduit le risque d'inflammation de bas grade, dangereuse pour le cœur.
- Antifatigue, il booste la digestion et soutient l'immunité
- C'est un anti-inflammatoire dit sénolytique, c'est-à-dire spécial longévité.

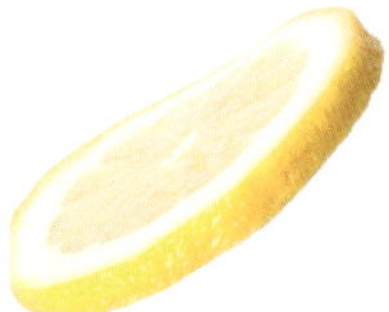

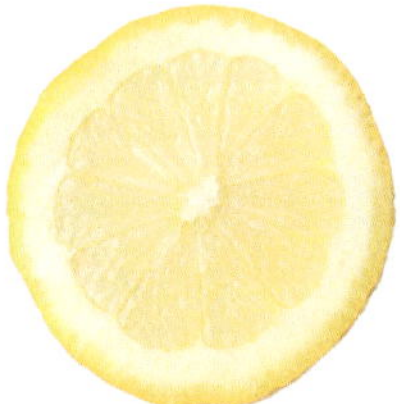

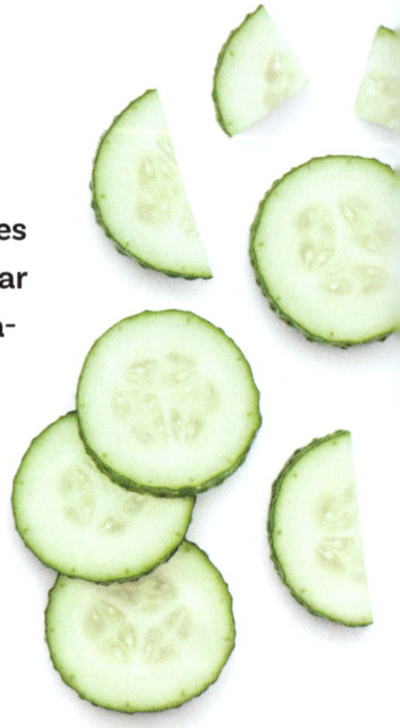

CONCOMBRE

- **Sa péroxydase fait baisser le cholestérol, les triglycérides et le glucose. À condition de le manger avec la peau, par ailleurs source de cucurbitacine C, de fibres et de vitamine C, protectrices !**
- **Bon protecteur pour le cœur et le cerveau.**

ET AUSSI

- C'est un anti-inflammatoire dit sénolytique, c'est-à-dire qu'il soutient la longévité.
- Incontournable antikilos, léger comme une plume, plein d'eau et de minéraux.

COURGETTE

- **Sa rutine, un flavonoïde antioxydant, aide à réduire le mauvais cholestérol et à contrôler le vieillissement.**

ET AUSSI

- Ses flavonoïdes et son potassium sont antihypertension.
- Reminéralisante, elle offre le plein de minéraux pour très peu de calories.
- Elle aide à éliminer, à « faire pipi ».

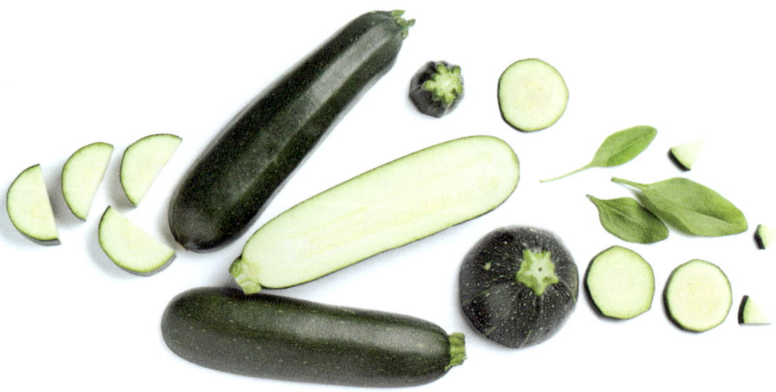

ÉPINARD

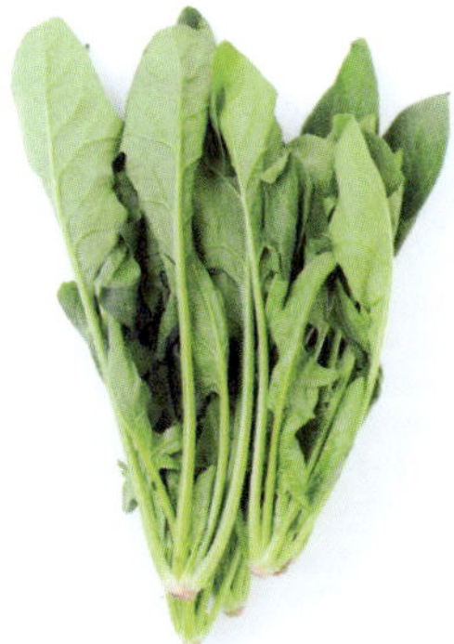

- **Grâce à ses fibres, ses carotènes, ses super-antioxydants, son acide alpha-lipoïque, c'est l'un des 3 meilleurs légumes protecteurs cardiaques.**

ET AUSSI

- Comme tous les légumes verts à feuilles, il est particulièrement anti-inflammatoire et antioxydant.
- Il est antikilos, et aide à équilibrer le glucose dans le sang.
- Il protège le foie.
- Sa vitamine C est antifatigue et facilite l'absorption du fer.

FRAISE

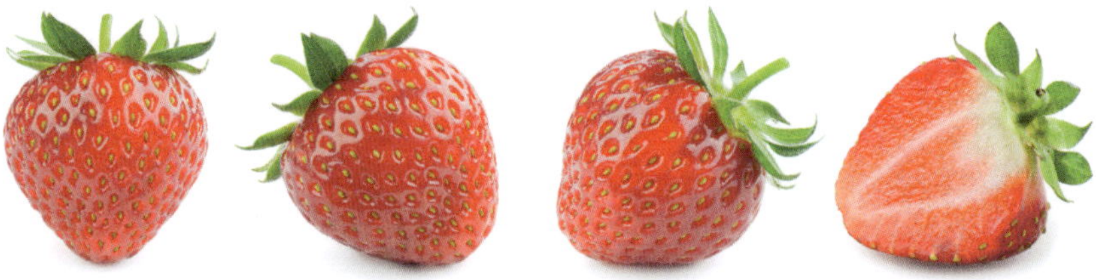

- **Ses fibres spéciales – pectines, hémicellulose – bloquent l'absorption du cholestérol.**
- **Ses polyphénols sont anti-inflammatoires et hyper-protecteurs pour le cœur, le cerveau.**

ET AUSSI

- Comme les autres petits fruits rouges et noirs (baies), antidiabète, elle aide à équilibrer le glucose dans le sang.
- Maxi-antioxydants, mini-sucre et calories, zéro gras.
- Excellent anti-inflammatoire, bloque l'enzyme COX-2 « qui fait mal ».

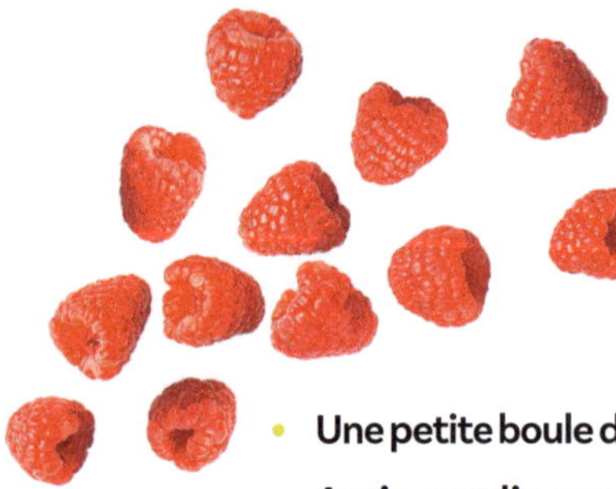

FRAMBOISE

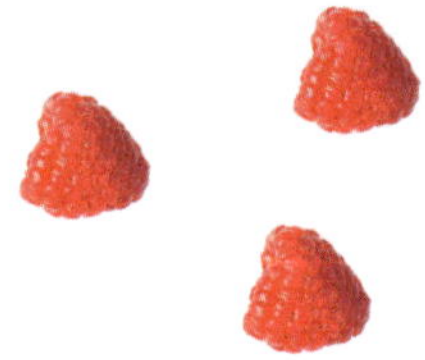

- **Une petite boule de fibres, de vitamines et d'antioxydants anticholestérol.**
- **Amie cardiaque, anti-inflammatoire et bonne pour la circulation sanguine.**

ET AUSSI

- Soutien intestinal et anticonstipation.
- Ses anthocyanines aident à contrôler le glucose sanguin après un repas riche en glucides (couscous, lentilles, pâtes, pain...).
- Antidiabète, son IG (index glycémique) est très bas.

FRUITS DE MER (COQUILLAGES, CRUSTACÉS, MOLLUSQUES)

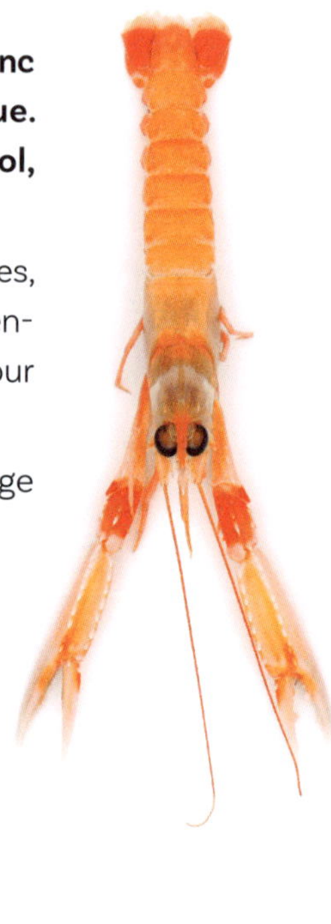

- **Ils sont riches en iode, LE minéral de la thyroïde, donc du métabolisme ET de la bonne santé cardiaque. Hypothyroïdie = plus grand risque de cholestérol, d'hypertension, de troubles du rythme...**

ET AUSSI

- Moules, bulots, bigorneaux, langoustines, huîtres, praires, tourteaux, coquilles Saint-Jacques, couteaux... tous renferment d'excellentes protéines et des oméga 3, pour peu de calories.
- Des bombes de minéraux, pour un véritable dopage antioxydant.
- Attention quand même aux quantités (et au pain beurre/mayo), et évitez de manger la tête des crabes, crevettes et homards, riche en cholestérol.

GINGEMBRE

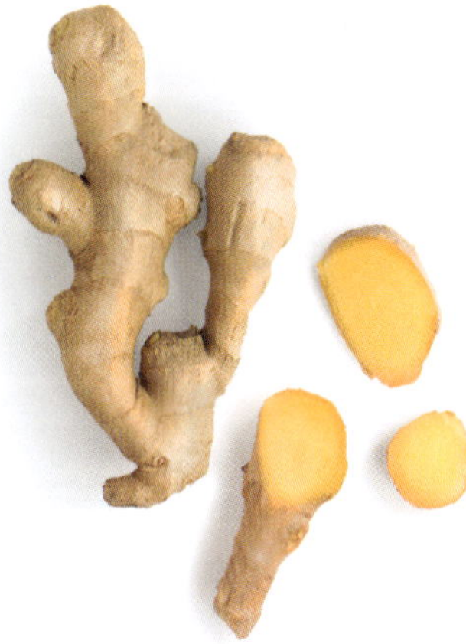

- **Sa consommation quotidienne réduit le cholestérol et les triglycérides. Probablement grâce à son gingérol, ses shogaols et sa zingérone, par ailleurs hyper-anti-inflammatoires.**
- **Il est bon pour le cœur.**

ET AUSSI

- Il calme les douleurs digestives, les nausées.
- Antifatigue, il redonne un coup de peps.

GRAINES DE CHIA

- **Elles apportent oméga 3, fibres, acide linoléique et protéines végétales anticholestérol.**

ET AUSSI

- Elles aident à contrôler l'hypertension artérielle.
- Attention à leur léger effet anticoagulant, bien pour éviter les caillots mais méfiance si vous êtes sous traitement.
- Connaissez-vous l'eau de têtard ? Pas des vrais têtards, évidemment, juste des graines de chia trempées au moins 15 minutes dans une gourde d'eau, un peu de jus de citron, et hop ! à boire dans la journée. Un apport supplémentaire de fibres anticholestérol toujours bon à prendre.

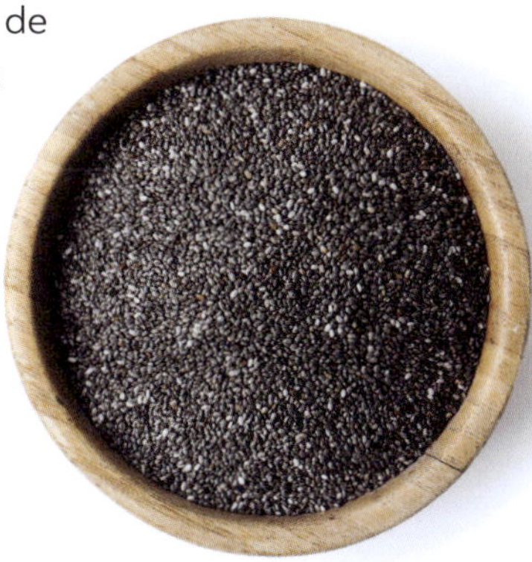

GRAINES DE LIN

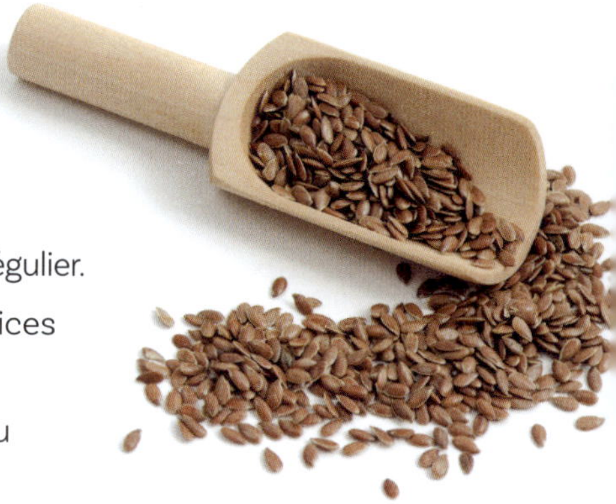

- **Elles renferment des « bonnes graisses », des fibres et des phytoœstrogènes, tous trois anticholestérol.**

ET AUSSI

- Elles aident à garder un rythme cardiaque régulier.
- Elles sont anti-inflammatoires, protectrices pour les vaisseaux sanguins.
- Consommez-les broyées, un petit peu chaque jour.

GRENADE ET JUS DE GRENADE

- **En évitant l'oxydation du cholestérol, ce délicieux fruit l'empêche de devenir nocif.**
- **La grenade ferait reculer les menaçantes lésions d'athérosclérose grâce à sa combinaison d'anthocyanes et de tanins, qui augmente la production de paraoxonase, une enzyme anticholestérol.**

ET AUSSI

- Son acide punique (un acide gras poly-insaturé), anti-inflammatoire et antioxydant, aide à contrôler le glucose sanguin après les repas (glycémie), ce qui est un facteur de protection antidiabète et cardiaque.
- Les grains sont une bonne source de fibres (pas le jus).

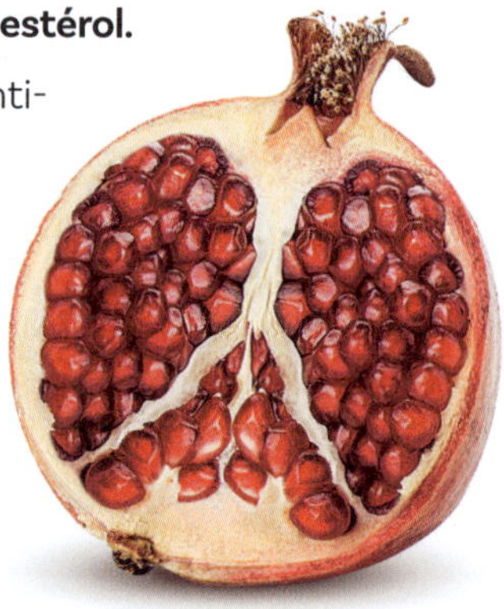

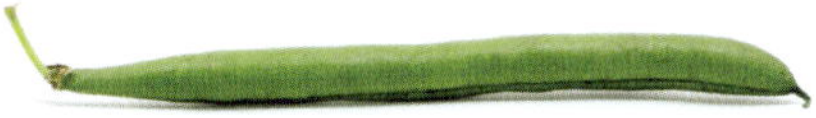

HARICOT VERT

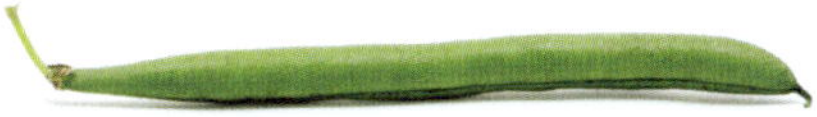

- **Il fait partie des champions légumes verts anticholestérol grâce à son bêta-sitostérol et à son stigmastérol, deux composants naturels.**

ET AUSSI

- Ses fibres préviennent les maladies cardiovasculaires, le surpoids et le diabète de type 2. Elles stimulent en douceur la digestion, le transit intestinal.
- Bien vert, il renferme les précieux antioxydants bons pour les yeux, anti-vieillissement accéléré - caroténoïdes, lutéine, zéaxanthine…

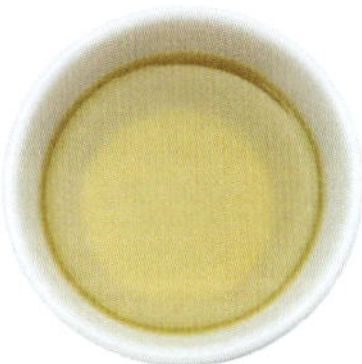

HUILES VÉGÉTALES (OLIVE, AVOCAT, NOIX…)

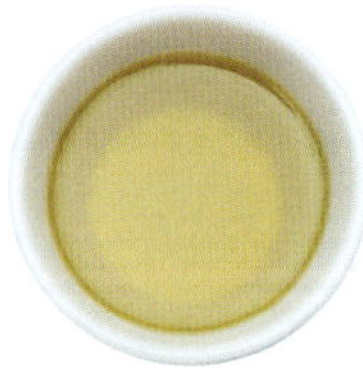

- **Leurs bons gras font baisser les triglycérides, le cholestérol.**

ET AUSSI

- *L'huile d'olive* protège le cœur grâce à ses polyphénols et à son bêta-sitostérol. Elle renferme des oméga 9, « neutres », mais ni oméga 6 ni oméga 3.
  - Son oleuropéine, un tanin antioxydant, stimule le métabolisme.
  - L'huile d'olive est la plus simple à utiliser : à chaud, à froid, tout lui va. Si vous n'en avez qu'une bouteille, c'est elle.
  - Elle est parfaite pour la digestion, l'estomac, le foie, la vésicule biliaire, et en plus, anticonstipation.
- *L'huile de noix* est riche en oméga 3. Elle est idéale à cru, sur les salades et crudités, mais ne doit pas être chauffée du tout.
- *L'huile d'avocat* est comparable à l'huile d'olive car riche en oméga 9. À tester surtout sur les crudités mais aussi sur les plats chauds - poisson, riz, pâtes, légumes… - une fois dans votre assiette (ne la faites pas cuire).
- *Huiles de maïs, tournesol, palme, arachide, pépin de raisin…* Au quotidien, évitez ces huiles riches en oméga 6, inflammatoires, qui peuvent augmenter le risque cardiaque.

LÉGUMES VERTS À FEUILLES (BETTES, FEUILLES DE CHOU VERT, CHOU CHINOIS, CHOU KALE, ROQUETTE, CRESSON...)

- **Ils sont riches en fibres à effet anticholestérol, mais aussi prébiotique, donc bons pour le microbiote intestinal. Et, en plus, ce ne sont pas des Fodmaps, garantis sans ballonnements.**

ET AUSSI

- Ils apportent plus de protéines, de minéraux (potassium, calcium, fer) et d'acides gras oméga 3 que les autres « légumes verts ».
- Et largement autant de vitamines (A, B, C, K), flavonoïdes, potassium, phytonutriments.
- Ils luttent contre l'excès de glucose dans le sang, qui fragilise le cœur.
- Cuits, ils sont encore plus digestes.

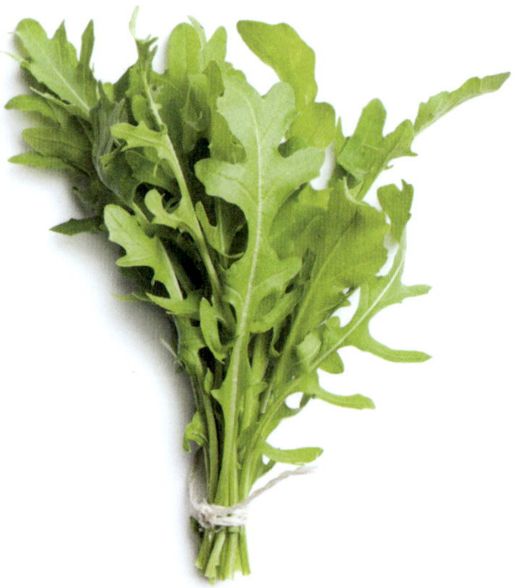

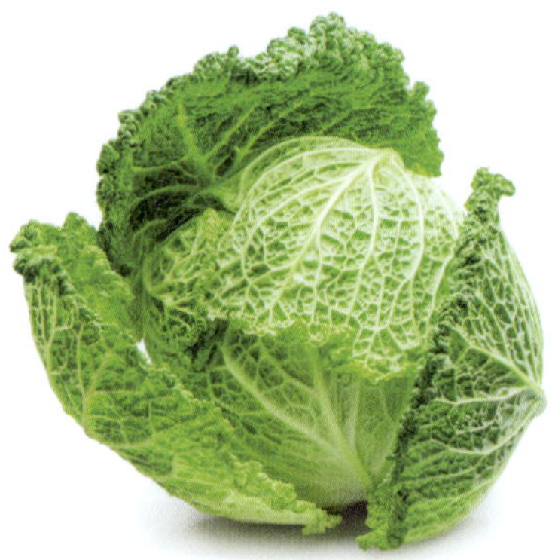

LÉGUMINEUSES

- **Vos meilleures alliées, et de loin, contre le cholestérol.**
- **Toutes sont anticholestérol et revendiquent d'autres atouts santé pour le cœur. À chacune ses spécialités santé.**

ET AUSSI

- *Fève* : elle fait baisser la tension.
- *Haricots* : très riches en protéines ainsi qu'en fibres et amidons résistants, ils calment l'appétit comme nul autre.
  - Ils font baisser le cholestérol et l'hypertension artérielle.
  - Vous connaissez les *dense bean salads* ? Littéralement les salades denses aux haricots. Réunissez des haricots blancs et des haricots noirs, ajoutez selon vos goûts légumes, « fruits à salade » (pomme, pêche, raisin...), edamame, viande ou poisson. Laissez mariner un peu au réfrigérateur avec une vinaigrette, top !
- *Lentille* : anticholestérol, elle est très digeste, ses fibres sont les mieux tolérées des légumineuses, avec celles des pois cassés.
  - Elle aide à réduire le cholestérol et les triglycérides.
- *Pois chiche :* très riche en protéines et super-protecteur cardiaque, super-anticonstipation. Vive le houmous !
- *Pois cassé* : riche en glucides à index glycémique bas, c'est une super-source de fibres digestes (et anticholestérol) et de protéines.

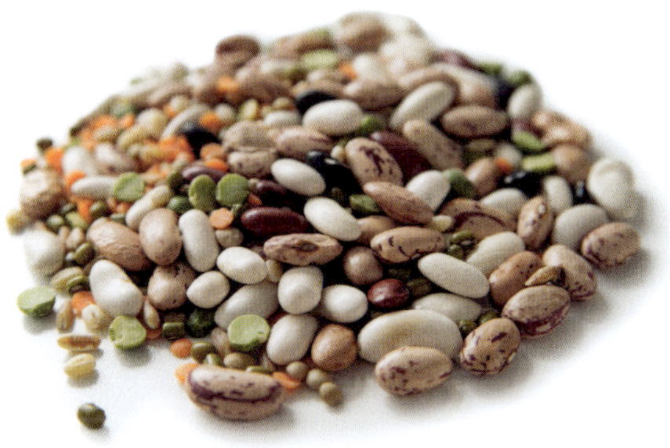

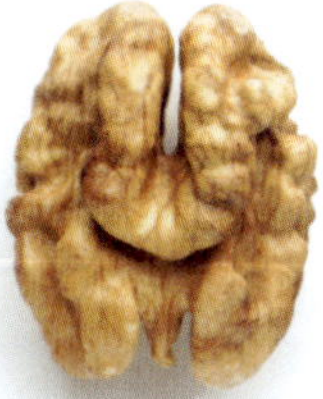

NOISETTE, NOIX, PISTACHE

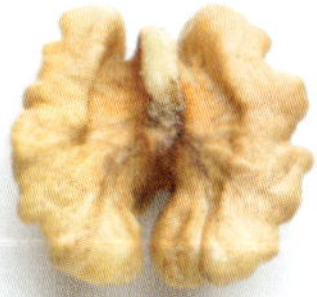

- **En manger un peu chaque jour aide à faire baisser le cholestérol total et, surtout, le LDL (le « mauvais »).**
- **Elles augmentent le taux d'antioxydants naturels circulant dans le sang, et protègent le cholestérol de l'oxydation, le rendant plus stable et moins « dangereux ».**

ET AUSSI

- Elles favorisent la santé cardiovasculaire et participent à la prévention du diabète de type 2, facteur de risque majeur pour le cœur.
- Elles renferment des fibres, des protéines et plus de 70 % de graisses, et les meilleures qui soient. Leurs stérols végétaux « captent » leur cholestérol dans le tube digestif.
- Les noix (surtout de Grenoble) sont très riches en oméga 3. Les noisettes, en oméga 9, comme l'huile d'olive. Les pistaches nous offrent leur richesse en potassium, bénéfique pour le cœur. Mangez les trois !

OIGNON (BLANC, ROUGE, JAUNE)

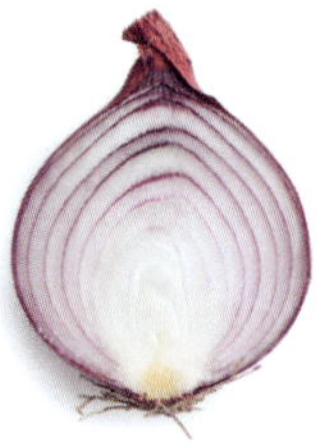

- **Il est anti-inflammatoire, anticholestérol, antitriglycérides et fluidifiant sanguin, grâce à ses fibres, à ses flavonoïdes et à sa quercétine.**

ET AUSSI

- Ses fibres aident à équilibrer le glucose et les graisses dans le sang.
- C'est une bombe en prébiotiques, un engrais pour les bonnes bactéries du microbiote intestinal (flore).
- En bloquant certaines enzymes, il participe à la lutte antidiabète et antihypertension.
- Ses composés soufrés, à l'odeur forte, et pas toujours faciles à digérer, sont antimicrobes.

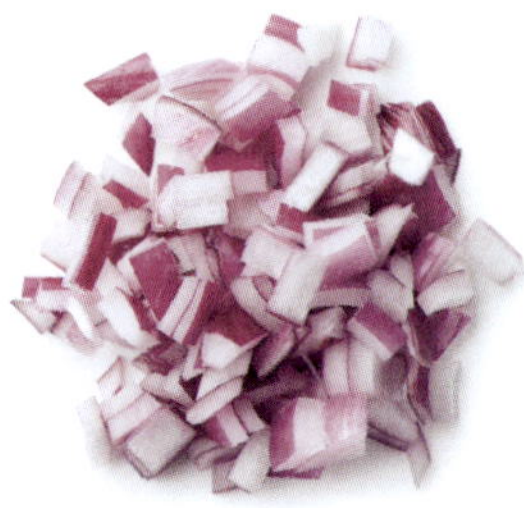

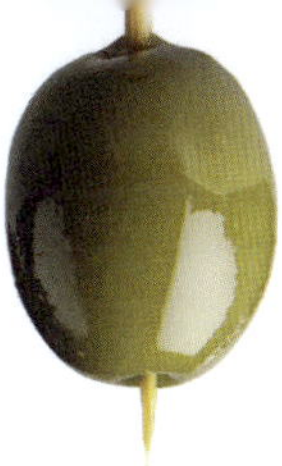

OLIVE

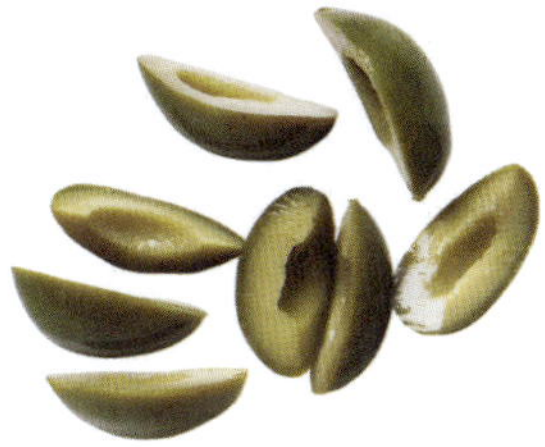

- **Anticholestérol, antihypertension, c'est un excellent choix à l'apéritif. Attention quand même : elle est salée !**
- **Elle renferme 10 fois plus d'hydroxytyrosol, un composé phénolique anticholestérol/triglycérides, antihypertenseur, et anti-arythmies cardiaques que l'huile d'olive.**

ET AUSSI
- Anti-inflammatoire et protectrice du foie grâce à ses polyphénols, notamment l'acide oléanolique.

ORANGE

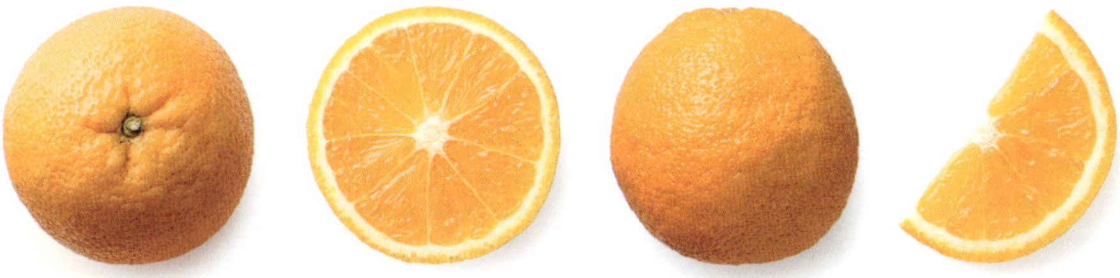

- **Elle est anticholestérol, antihypertension et antitriglycérides grâce à sa pectine, une fibre douce et à l'hespéridine, un antioxydant.**

ET AUSSI
- Ses flavonoïdes, sa vitamine C et ses fibres solubles renforcent les vaisseaux sanguins.
- C'est un bon fruit anti-inflammatoire.
- Elle renferme des flavanones actifs dans la prévention contre les attaques cérébrales.

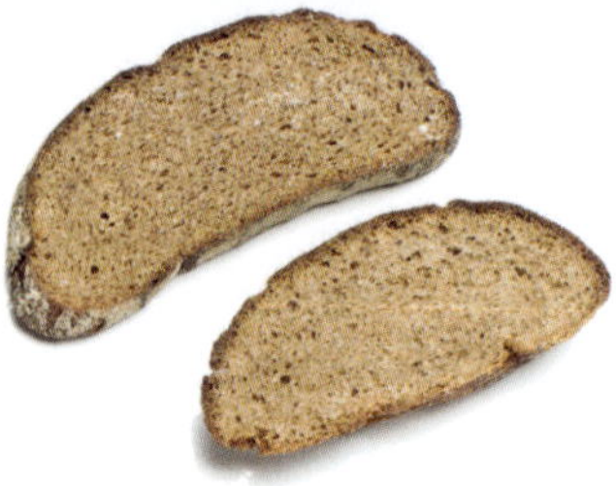

PAIN COMPLET

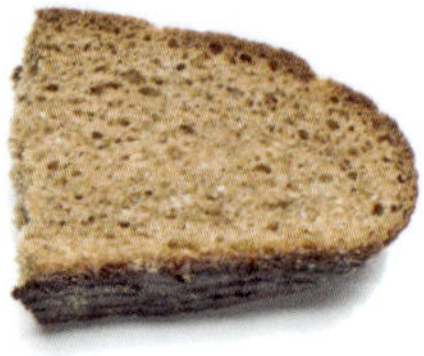

- **Le pain complet (fabriqué avec du blé complet, donc) à la mie bien marron, le pain de seigle, le pain noir de type nordique (pumpernickel)... contiennent jusqu'à 3 fois plus de fibres solubles anticholestérol que le pain blanc.**

ET AUSSI

- Demandez systématiquement du pain au levain. Il permet de mieux assimiler les minéraux et est meilleur pour la santé.
- Sur un plan glucose dans le sang (glycémie), le pain blanc se comporte comme des bonbons : il malmène l'insuline, augmente le glucose et facilite la prise de poids et la montée du cholestérol.

PAMPLEMOUSSE (POMELO)

- **Il associe une teneur insolente en vitamine C, en limonoïde et en flavonoïdes (naringénine, hespérétine), trois bons points anticholestérol et de protection cardiaque.**
- **Ses fibres douces sont anticholestérol, antikilos et anticonstipation.**

ET AUSSI

- Rose, rouge, jaune... mangez ceux que vous préférez !
- Son acide citrique aide à digérer
- Manger régulièrement du pamplemousse aide à contrôler le glucose dans le sang, paramètre essentiel pour la protection cardiaque.
- Attention : si vous prenez des médicaments, anticholestérol ou autres, évitez totalement le pamplemousse, en fruit comme en jus. Il peut perturber leur efficacité.

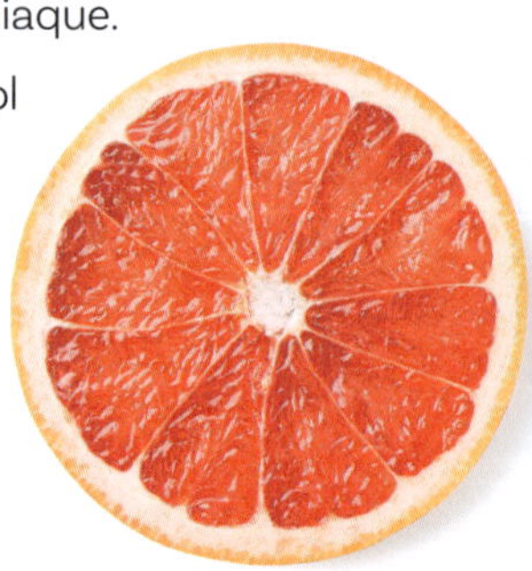

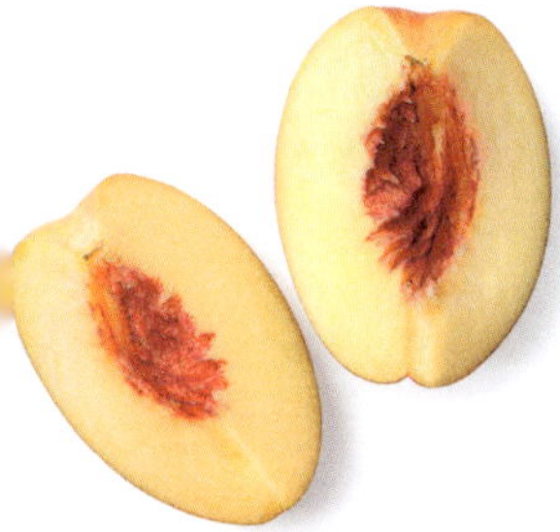

PÊCHE, BRUGNON ET NECTARINE

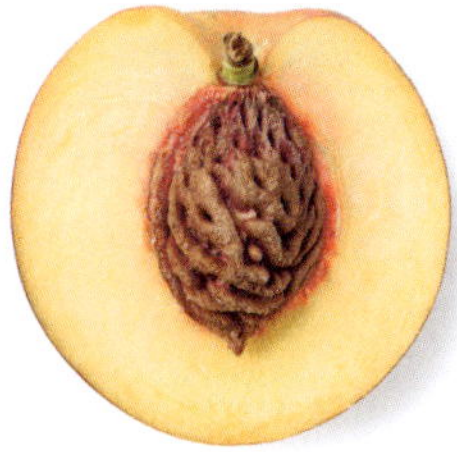

- **Ils aident à contrôler le glucose sanguin, le poids et tous les paramètres métaboliques (pression artérielle, graisses dans le sang...), tous ces points participant à la protection du cœur.**

ET AUSSI

- Leurs lutéine, zéaxanthine, super-antioxydantes, sont peu fréquentes en de telles quantités.
- Leurs fibres stimulent en douceur le transit intestinal.
- Ils sont antioxydants, anti-inflammatoires. Surtout si vous les mangez avec la peau !

PETIT POIS

- **Riche en fibres et protéines végétales, c'est un bon aliment anticholestérol et antikilos.**

ET AUSSI

- Il facilite le transit intestinal.
- Antioxydant, riche en bêtacarotène et en manganèse, ainsi qu'en lutéine et zéaxanthine, d'excellents antioxydants, il ralentit le vieillissement.
- Il offre une belle teneur en vitamines B1 et B9, antidiabète et bonnes pour le cœur.

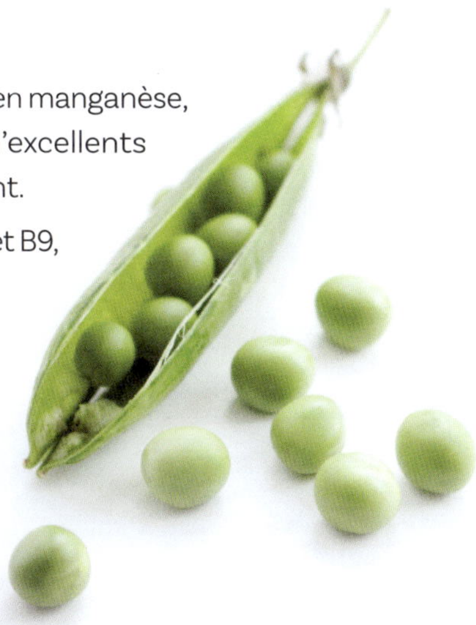

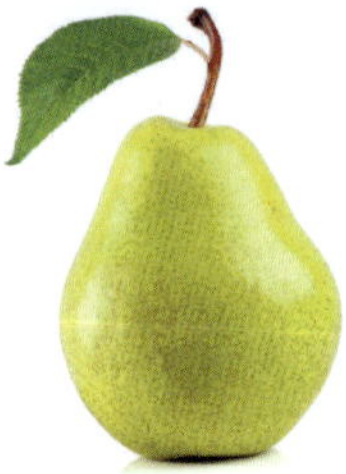

POIRE

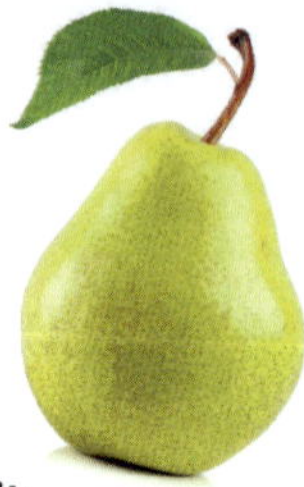

- **Elle est riche en fibres, anticholestérol et bonnes pour le transit.**
- **Elle renferme de la quercétine, anti-inflammatoire et protectrice cardiaque. La quercétine réduit le mauvais cholestérol sans « toucher » au bon !**

ET AUSSI

- Elle aide à éliminer l'acide urique, ennemi de nos articulations, mais aussi de notre cœur et de notre cerveau...
- Ses antioxydants sont nombreux, et encore plus concentrés dans la peau : si vous la tolérez, mangez-la !

POIREAU

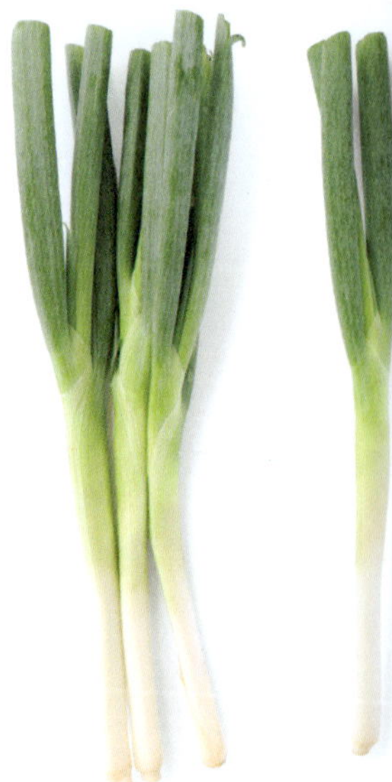

- **Comme l'ail et l'oignon, il sent fort le soufre et est très protecteur, entre autres grâce à son potassium et ses vitamines B9 et K1. Les composés sulfurés aident à prévenir les maladies cardiaques.**

ET AUSSI

- Il est très riche en fibres, bonnes pour le transit et la flore intestinale (effet prébiotique).
- Léger, rassasiant, il stimule l'élimination. Superbe légume pour toute personne faisant attention à sa ligne.
- La partie verte est plus antioxydante mais moins digeste.
- La partie blanche est plus douce et plus « soufrée » (isoaliine), mais elle renferme aussi de nombreux acides organiques antioxydants : acides oléique, fumarique, borique.
- Sa valine et sa proline, deux acides aminés, stimulent l'immunité.

POISSONS (TOUS)

- **Très pauvres en sodium, ce sont de bons amis du cœur.**
- **Ils réduisent les risques d'accident cardiaque et d'AVC (accident vasculaire cérébral).**
- **Les meilleures sources d'iode, oligoélément stimulant la glande thyroïde, donc facilitant le métabolisme (y compris du cholestérol), la perte de poids, la beauté, le transit intestinal.**

ET AUSSI

- Ce sont d'excellentes sources de protéines qui facilitent l'équilibre du glucose sanguin.
- Les poissons gras (maquereau, saumon, sardine...), sont les meilleures sources d'oméga 3 EPA, anti-inflammatoires, protecteurs cardiaques, cérébraux, nerveux et antidépression.

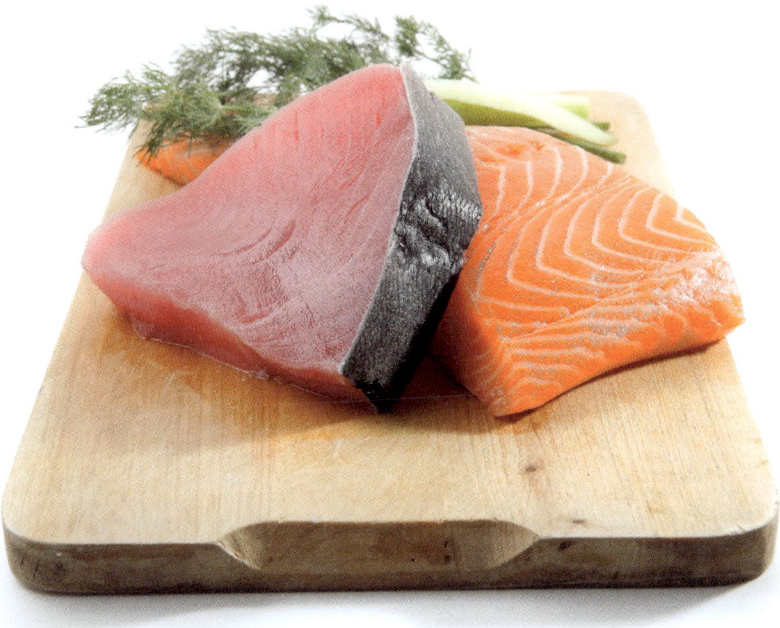

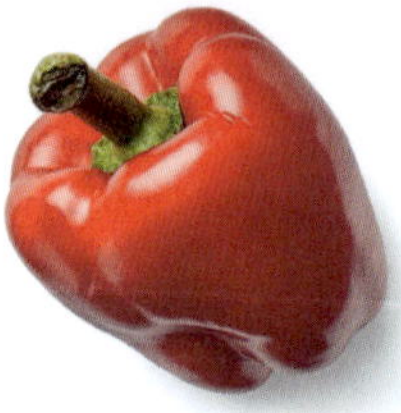

POIVRON

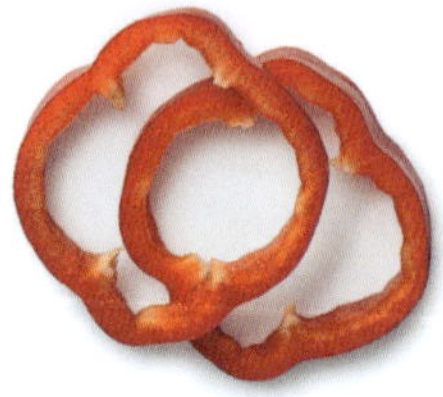

- **Super-minceur, super-vitaminé, ses antioxydants en pagaille préviennent l'oxydation du cholestérol.**
- **Très peu calorique, il est vecteur de vitamines B3, C, de flavonoïdes et de capsaïcine, anti-inflammatoires et anticholestérol.**

ET AUSSI

- Retirez-lui sa peau et ses pépins si vous avez l'intestin sensible.
- Les poivrons rouges contiennent beaucoup plus de carotènes, antioxydants, que les verts, cueillis avant maturité.
- Le poivron cru renferme beaucoup plus de vitamine C mais il est moins digeste et les vitamines sont moins bien assimilées que lorsqu'il est cuit.

POMME

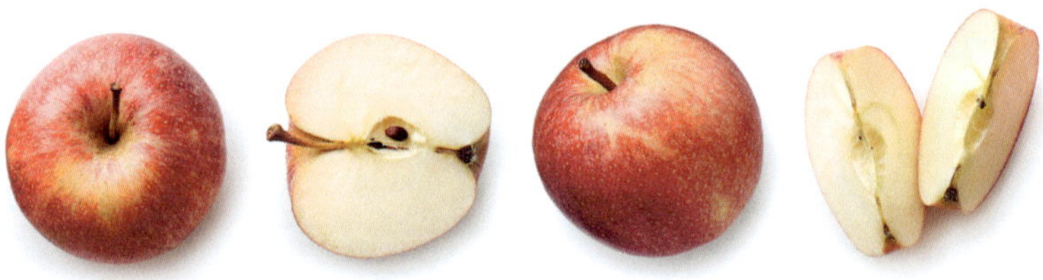

- **Grâce à ses fibres (pectine), ses polyphénols et sa quercétine, elle fait baisser le cholestérol, protège le cœur et favorise le transit intestinal (anticonstipation).**

ET AUSSI

- C'est une mine de fibres, bonnes pour le transit intestinal et le métabolisme (graisses et glucose sanguin).
- Elle réduit le risque de diabète de type 2 en aidant à contrôler le glucose sanguin. Une garantie cardiaque précieuse.
- Elle nourrit et préserve la flore intestinale.
- À consommer en fruit entier (pas en jus), crue, cuite, avec sa peau si possible car riche en quercétine anti-inflammatoire et en fibres. Dans tous les cas, bio !

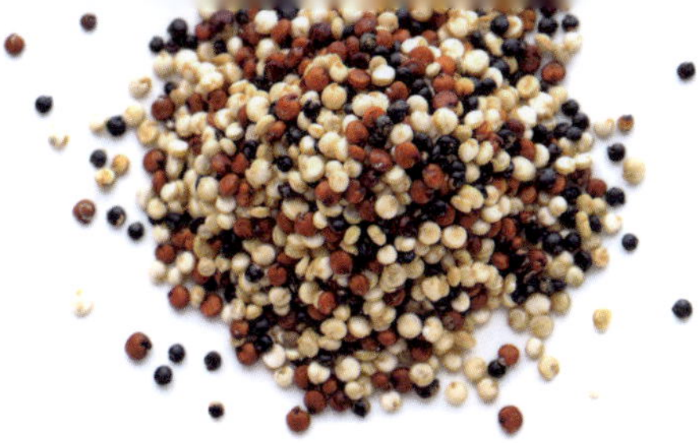

QUINOA

- **Plus riche en fibres et en protéines que le blé, zéro gluten, c'est une bonne alternative anticholestérol aux féculents plus classiques, très « glucides ».**

ET AUSSI

- Sa saponine, responsable de sa légère amertume, posséderait des propriétés anticholestérol uniques et participerait à la prévention du cancer du côlon.
- Les études indiquent qu'il aide à réduire le cholestérol du sang et du foie, c'est donc un bon protecteur hépatique.
- Grâce à son IG bas, il prévient le diabète de type 2 et l'excès de glucose dans le sang, mauvais pour le cœur.

RIZ

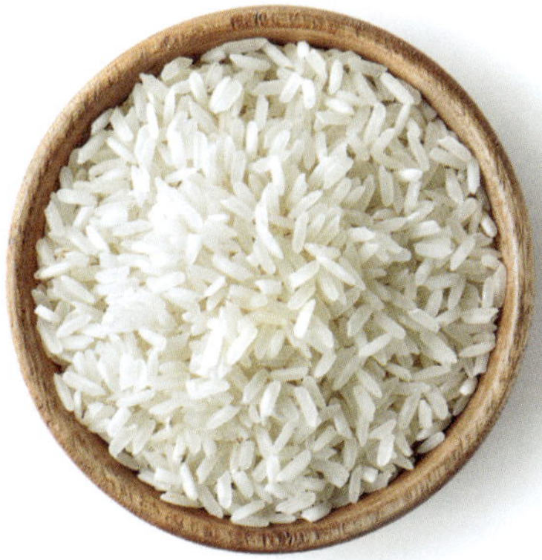

- **Il est anticholestérol entre autres grâce à ses oryzanols.**
- **Il est antitriglycérides.**

ET AUSSI

- Super-digeste, il contient zéro gluten.
- Basmati ou thaï, c'est le mieux pour la santé et l'index glycémique. De même que complet, ou noir.
- Ses précurseurs de mélatonine aident à réguler notre horloge interne.
- Les anthocyanines des riz très colorés (rouges, noirs) sont antioxydantes.
- Évitez le riz blanc, surtout gluant et/ou à cuisson rapide, car son index glycémique est trop élevé : il accroît le glucose sanguin, ce qui élève le cholestérol.

SALADES VERTES (BATAVIA, FRISÉE, ROQUETTE…)

- **La salade verte est pourvue en vitamine B9 (amie du cœur), en fibres anticholestérol et en antioxydants protecteurs des artères. À condition d'être bien verte (ou rouge, comme la trévise), et non blanche/jaune.**
- **Vitamines, fibres, flavonoïdes, minéraux, carotènes… à chaque bouchée, c'est un peu de cholestérol qui s'en va.**

ET AUSSI

- *Les chicorées* (endive, frisée, scarole) sont particulièrement bénéfiques pour le microbiote intestinal.
- *Les laitues* (batavia, feuille de chêne, laitue rouge, romaine, sucrine) sont douces et hyper-digestes.
- *Les petites salades* (= « feuilles séparées » : cresson, épinard, mâche, roquette) sont très denses en nutriments et en saveurs. Les meilleures !
- *Le pourpier* est la championne cardiaque, car très riche en oméga 3 et en fibres : recommandé en phytothérapie traditionnelle pour lutter contre les maladies cardiaques, l'hypertension, le diabète de type 2.
- *La roquette* est la plus riche en nutriments protecteurs… mais la moins digeste (ballonnements). L'endive est super-digeste mais un peu moins « utile ». La mâche et les douces pousses d'épinard (voir aussi p. 65) sont le parfait compromis !
  - Assaisonnez à l'huile d'olive, au vinaigre de vin, sel, poivre et herbes, ail, oignon ou échalote… « à l'ancienne ». Non aux sauces toutes prêtes !

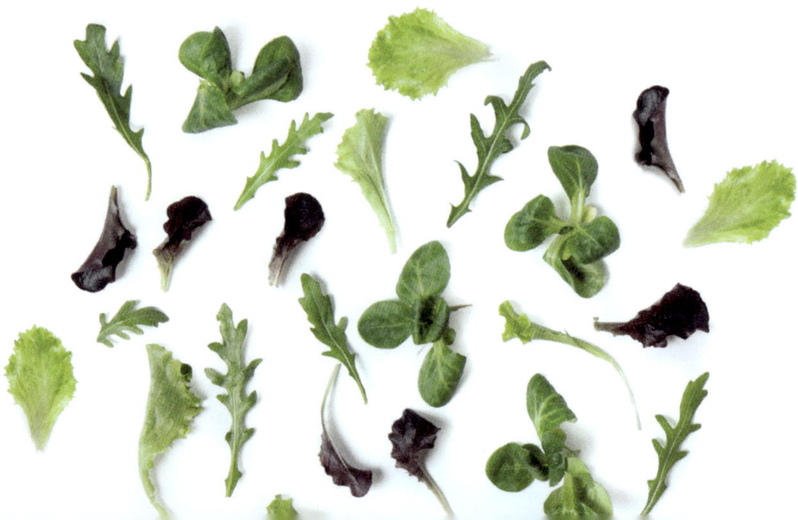

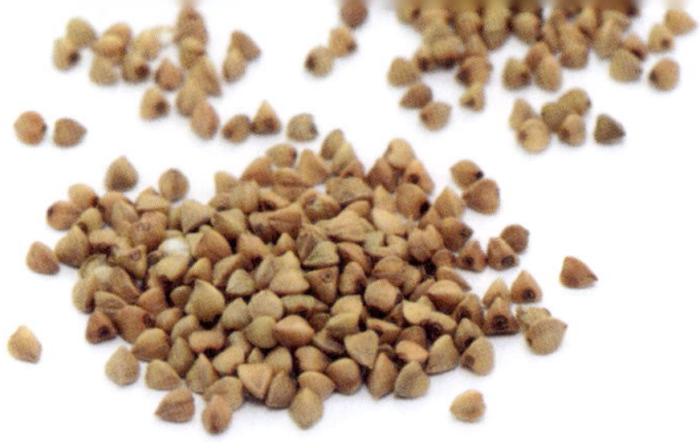

SARRASIN

- **Il aide à faire baisser le cholestérol, sans doute en raison de son profil en protéines particulier.**

ET AUSSI

- Cette supergraine, puisque sur un plan botanique ce n'est pas une céréale, est idéale pour le métabolisme. Zéro gluten garanti !
- Il est hyper-riche en magnésium, en fibres, en rutoside (= rutine), amis du cœur, antioxydant, anti-inflammatoire.
- Il possède deux sucres étonnants et rares, le D-fagomine et le D-chiro-inositol, qui aident à mieux contrôler notre glycémie. Un sans-faute cardiaque !

THÉ

- **Il protège le cholestérol de l'oxydation, donc l'empêche de devenir dangereux (le cholestérol oxydé se « détache » de la plaque et se promène dans les vaisseaux sanguins, risquant de les boucher).**

ET AUSSI

- Idéal : le thé vert, sans lait ni sucre ni arôme. Mais un thé noir de qualité, tient aussi très bien son rang : une étude conclut qu'en en buvant chaque jour, on peut réduire de 10 % son taux sanguin de graisses, cholestérol et triglycérides.

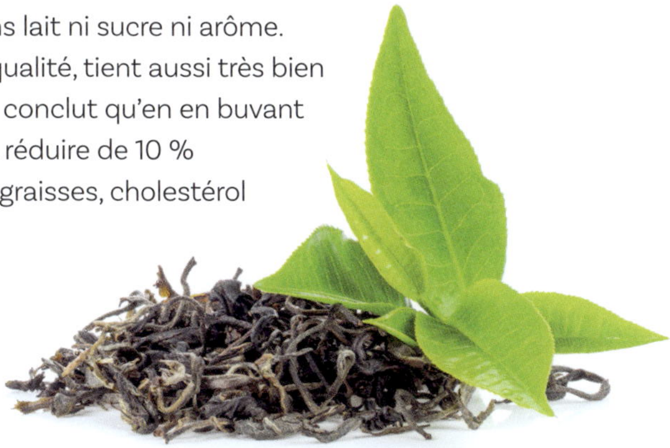

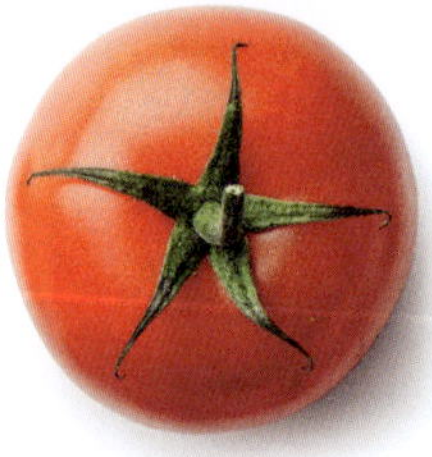

TOMATE

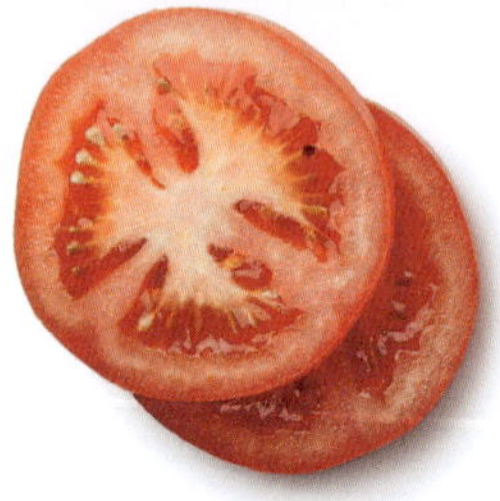

- **Son lycopène, pigment bien rouge, est hyper-antioxydant, anti-inflammatoire et anticholestérol, car il réduit son absorption intestinale.**

ET AUSSI

- La sauce tomate et le concentré de tomate sont encore plus riches en lycopène.
- Ultra-légère, elle est bienvenue dans tous les régimes minceur ou pour éviter les dérapages de glucose, néfastes pour le poids comme pour le cœur.
- Le jus de tomate est bénéfique aussi, à condition de ne pas le consommer salé (dans le commerce il l'est presque toujours trop).

VIANDE (VOLAILLE, DINDE, VEAU, POULET, VIANDE ROUGE MAIGRE...)

- ***Les viandes blanches et maigres* ne font pas bouger le cholestérol, feu vert ! Attention à ne pas les rendre grasses – escalope milanaise, pilon de poulet...**
- ***Le steak à 5 % de MG* est OK aussi. Bavette, rumsteck, haché, onglet, filet de porc/filet mignon...**

ET AUSSI

- *Les viandes rouges et grasses*, comme l'entrecôte, les abats (foie, cervelle, rognon...), l'agneau, sont à éviter trop régulièrement.
- *Les viandes transformées de médiocre qualité*, à éliminer totalement : lasagnes et bolognaises industrielles, boulettes, nuggets...
- *Bacon et charcuterie grasse* sont totalement proscrits : trop gras, trop salés, ce ne sont pas les amis de votre cœur !

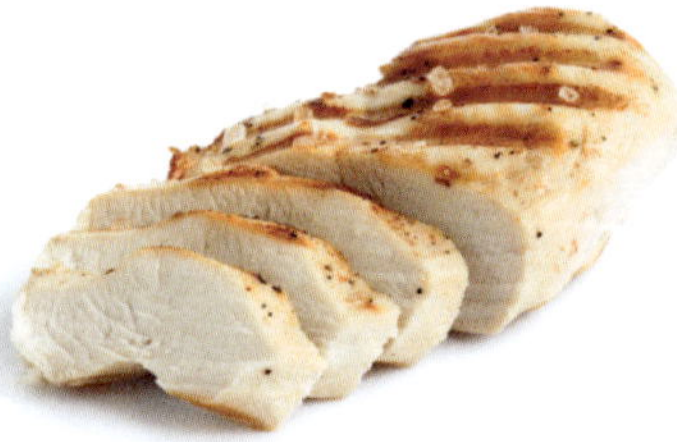

YAOURT, LAIT FERMENTÉ

- **Les laits fermentés en général aident à soutenir l'immunité, gérer le poids, réduire la pression artérielle et maîtriser la glycémie.**

ET AUSSI

- Faites-les vous-même, au lait demi-écrémé (vache, chèvre...), ils seront encore plus digestes car garantis sans lactose ni additifs.
- Fermenté, le lait est bien plus digeste : le lactose y est très réduit, voire absent.
- Préférez les yaourts « normaux » à ceux enrichis en phytostérols proposés dans le commerce.
- Ajoutez vous-même des morceaux de fruits frais, des graines, des noix... à votre yaourt nature.

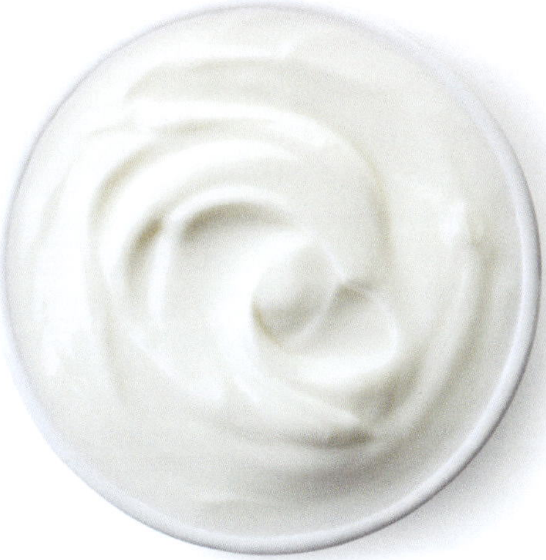

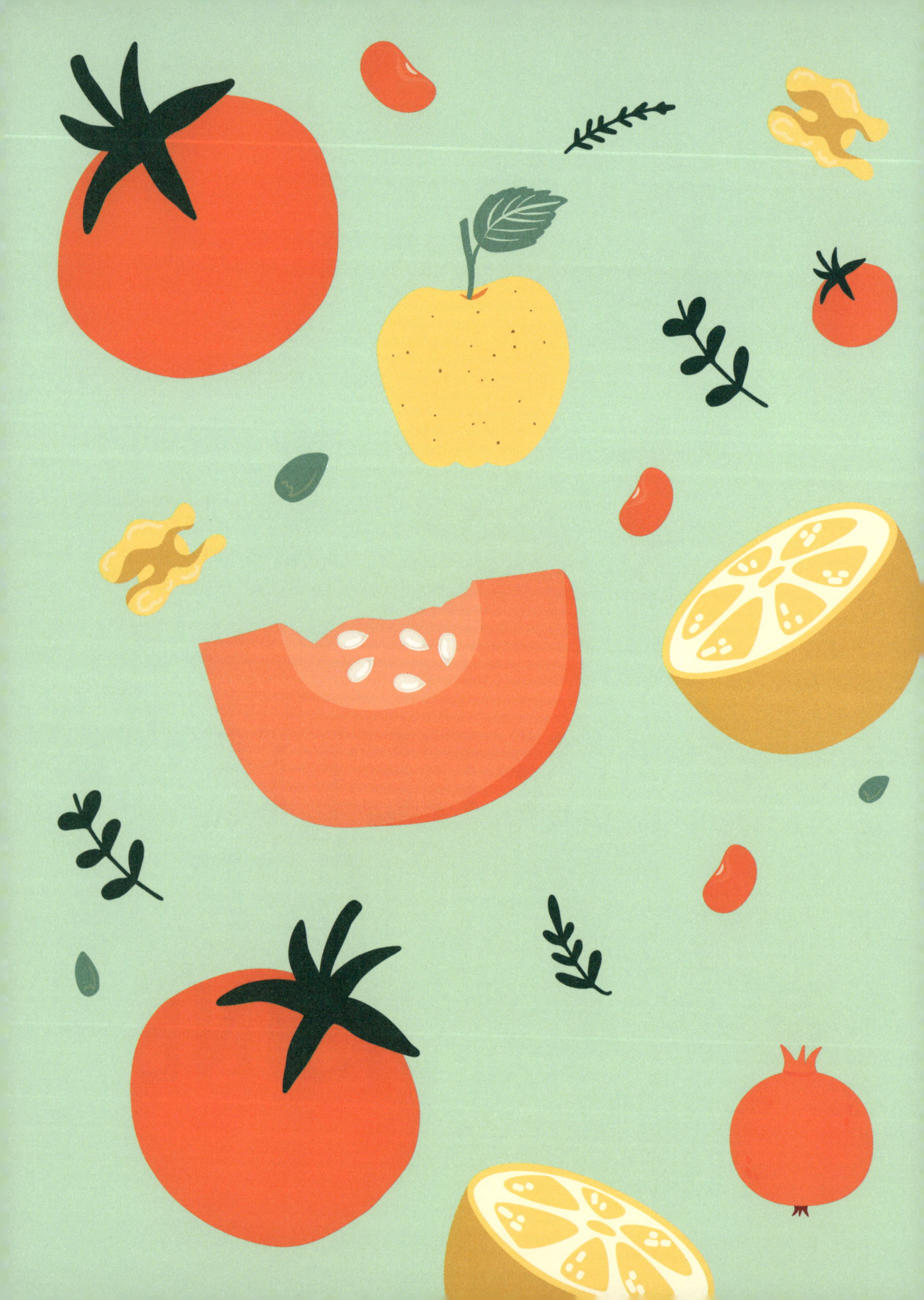

3

RECETTES ET IDÉES CUISINE

10 IDÉES POUR UN APÉRITIF SAIN

Alerte rouge : les biscuits apéritifs cumulent matières grasses saturées, sel et (souvent) additifs, idem pour le saucisson et autres mini-feuilletés. Définitivement, proscrivez-les de vos tables. À la place ? De délicieux remplaçants, n'ayez crainte.

Amandes grillées au paprika

INGRÉDIENTS

Amandes entières
Paprika
Huile d'olive

1. Mélangez les amandes avec un filet d'huile, du paprika et du sel, étalez sur une plaque à four.
2. Enfournez pour 10 à 15 minutes à four préchauffé à 180 °C, jusqu'à ce que les amandes soient grillées.

Pois chiches rôtis au curry

INGRÉDIENTS

1 boîte de pois chiches
Huile d'olive
Curry
Sel

1. Égouttez les pois chiches, séchez-les dans du papier absorbant.
2. Mélangez-les avec un filet d'huile, du curry et du sel, étalez sur une plaque à four, enfournez pour 10 à 15 minutes à four préchauffé à 180 °C (th. 6), puis 5 minutes en mode gril pour les rendre croustillants.

Brochettes du sud

INGRÉDIENTS

Olives vertes dénoyautées
Tomates cerises
Quartiers d'artichauts à l'huile d'olive

1. Piquez le tout sur des piques à apéritif.
2. Servez !

Bouchées de concombre

INGRÉDIENTS

Tranches de concombre
Caviar de tomate
Feuilles de basilic
Graines de lin

1. Optez pour des tranches de concombre en guise de canapé.
2. Garnissez de caviar de tomate, de basilic et de graines de lin.

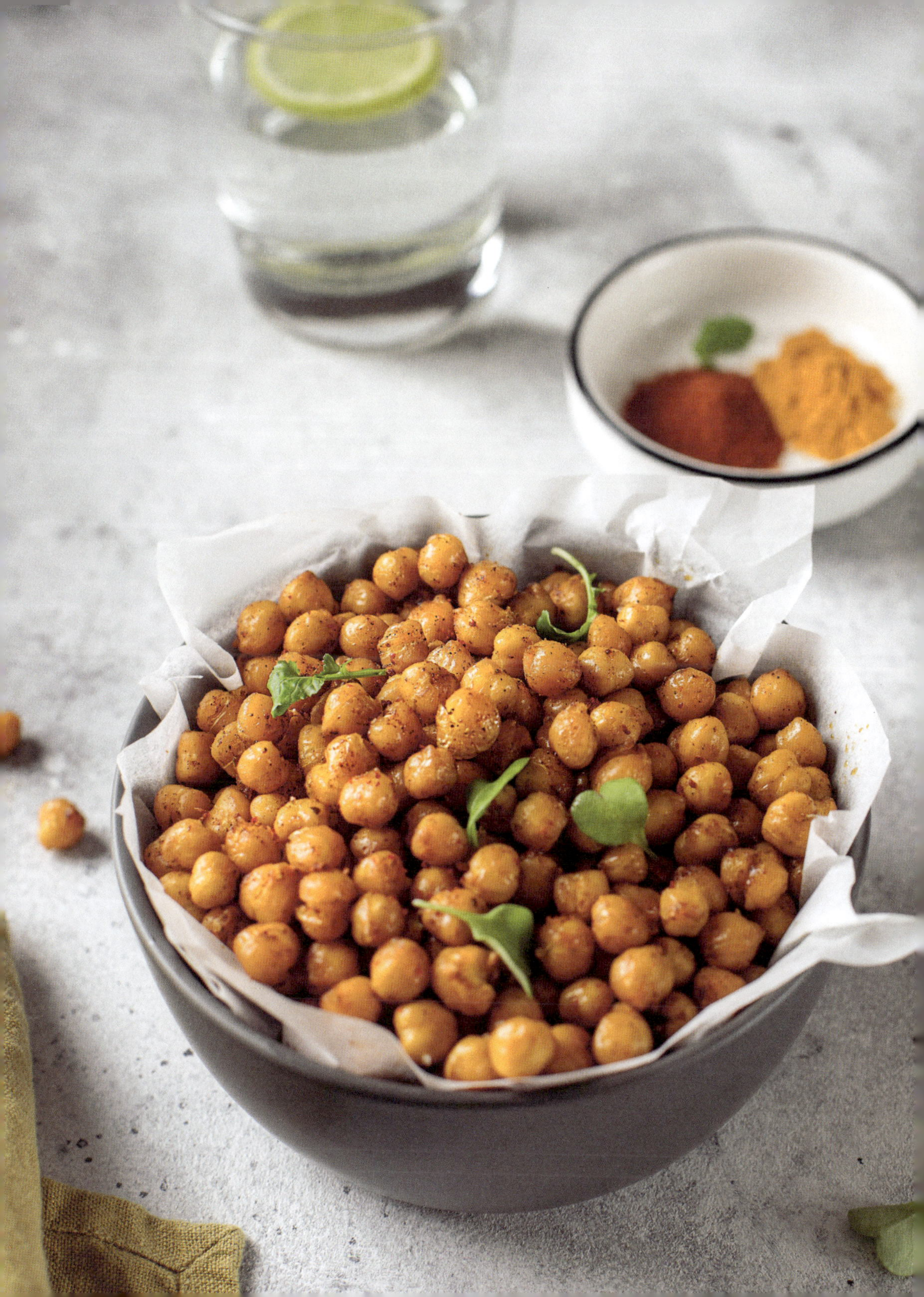

Toasts de la mer

INGRÉDIENTS

Mini-rondelles de baguette grillées
Fromage frais allégé
Lanières de saumon fumé
Câpres

1. Garnissez les morceaux de pain avec les ingrédients, dans l'ordre.
2. Servez aussitôt.

Verrines à la mexicaine

INGRÉDIENTS

Guacamole
Dés de tomate égouttés
Coriandre
Graines de sésame

1. Empilez dans des verrines.
2. Servez avec des petites cuillères.

Roulés de jambon

INGRÉDIENTS

Jambon blanc
Fromage frais allégé
Ciboulette

1. Tartinez une tranche de jambon avec du fromage frais allégé.
2. Parsemez de ciboulette ciselée, roulez et coupez en tronçons.

Verrines au saumon façon tartare

INGRÉDIENTS

Dés de saumon cru
Aneth ciselé
Filet d'huile d'olive
Jus de citron
Sel

1. Mélangez le tout, répartissez dans des verrines.
2. Servez avec des petites cuillères.

Roulés aux crudités

INGRÉDIENTS

Tortilla de maïs
Fine couche de houmous
Salade verte émincée
Carottes râpées
Quartiers d'avocat
Persil ou coriandre ciselés

1. Garnissez une tortilla de houmous.
2. Disposez les crudités et roulez bien serré, puis coupez en tronçons et dégustez avec les doigts.

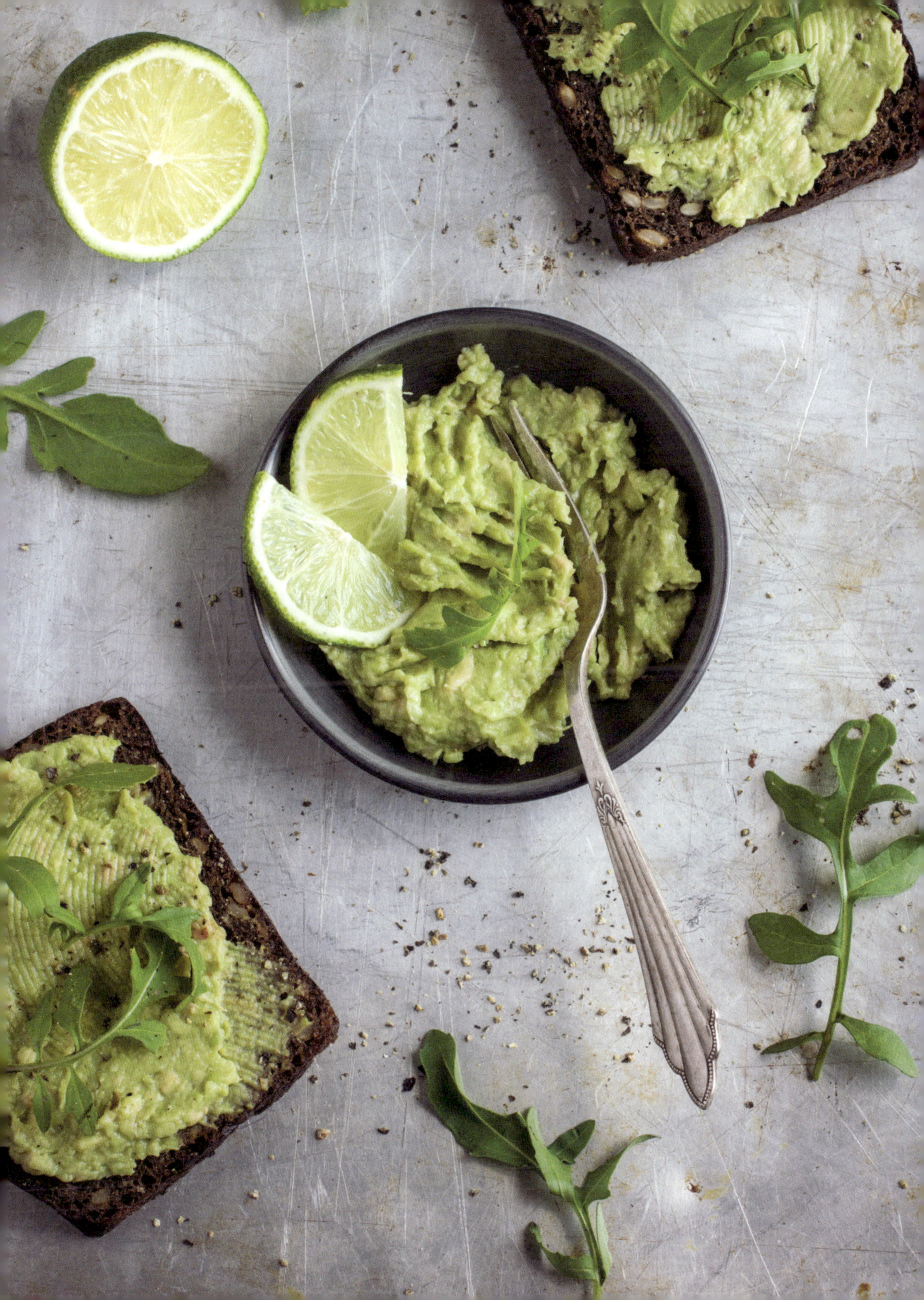

Mini-bruschettas aux sardines

INGRÉDIENTS

Mini-rondelles de baguette grillées
Caviar de tomate
Morceaux de sardine à l'huile égouttés
Zestes de citron râpés

1. Garnissez les morceaux de pain avec les ingrédients, dans l'ordre.
2. Servez aussitôt.

AQUA FRESCA, LA BOISSON ANTICHOLESTÉROL

Pour accompagner vos apéros, préparez cette boisson (devenue aussi virale sur les réseaux sous le nom d'« eau de têtard ») : pressez 2 citrons verts, versez le jus dans une carafe avec 80 cl d'eau minérale et 4 c. à s. de graines de chia. Mélangez et laissez gonfler 2 heures. Mélangez de nouveau et servez frais.

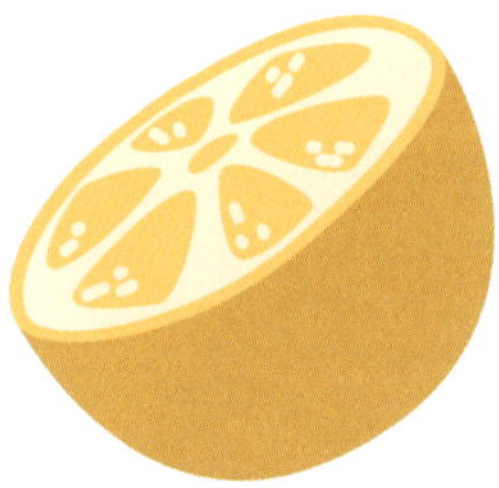

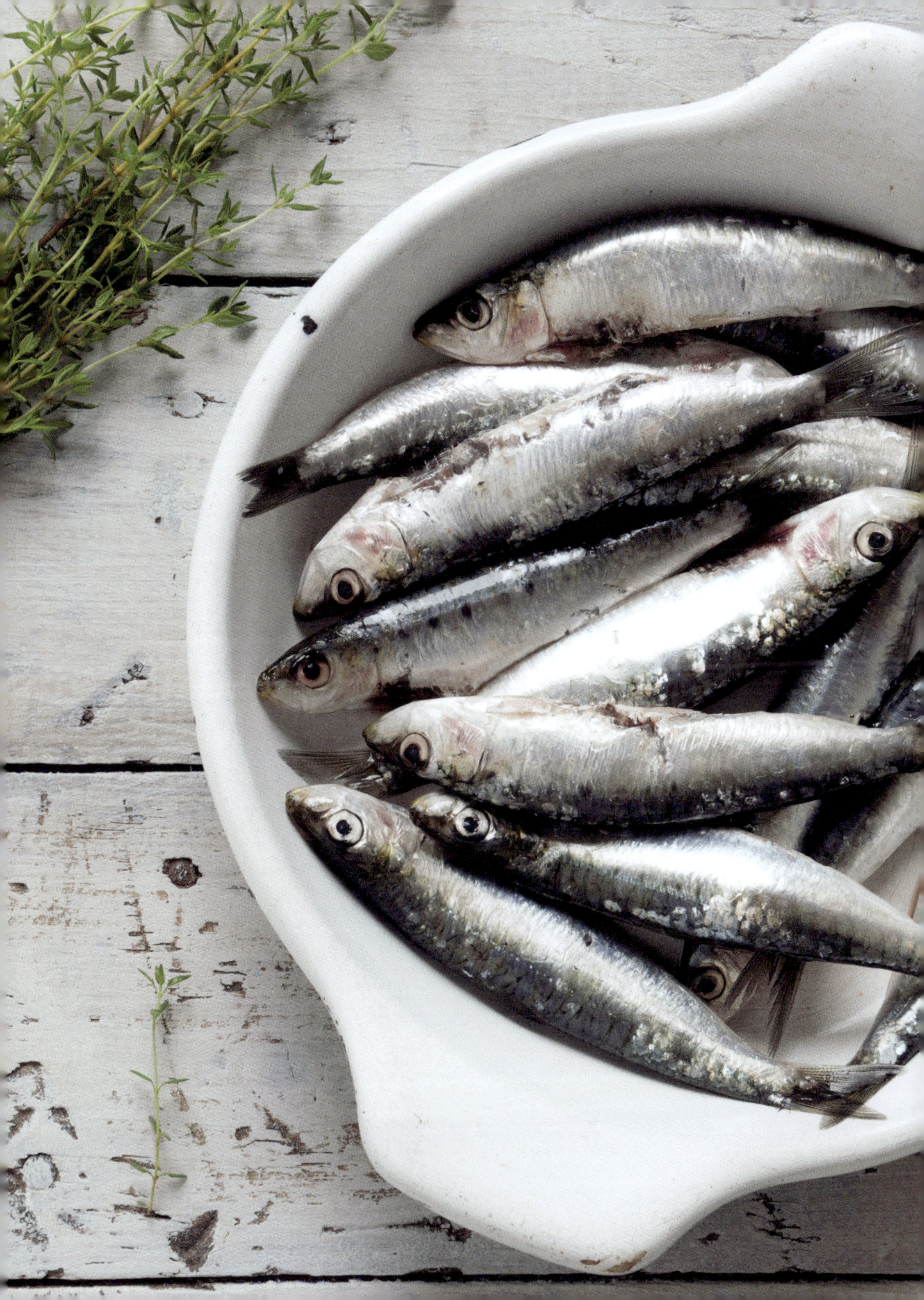

10 TARTINES POUR UN REPAS EXPRESS

Envie d'un déjeuner rapide mais sain et gourmand ? Optez pour des tartines prêtes en quelques minutes. Variez les couleurs pour les composer : elles seront aussi belles à regarder que pleines de nutriments variés (voir mode d'emploi p. 98).

À la niçoise

INGRÉDIENTS

Pain au levain grillé et frotté à l'ail
Concassée de tomates fraîches
Roquette
Sardines au naturel égouttées
Graines de lin

Avocat et œuf mollet

INGRÉDIENTS

Pain aux noix
Chair d'avocat
Œuf mollet
Pistaches concassées

Radis et noix

INGRÉDIENTS

Pain aux céréales
Fromage frais allégé
Rondelles de radis roses
Cerneaux de noix
Persil

Viking

INGRÉDIENTS

Pain viking (au seigle et graines)
Fromage frais allégé
Rondelles de concombre
Saumon fumé
Graines germées ou ciboulette ciselée

Riviera

INGRÉDIENTS

Pain au levain grillé
Ricotta
Poivrons grillés
Basilic frais
Pignons grillés

Campagnarde

INGRÉDIENTS

Pain aux céréales
Fromage frais allégé
Jambon blanc
Éclats de noix

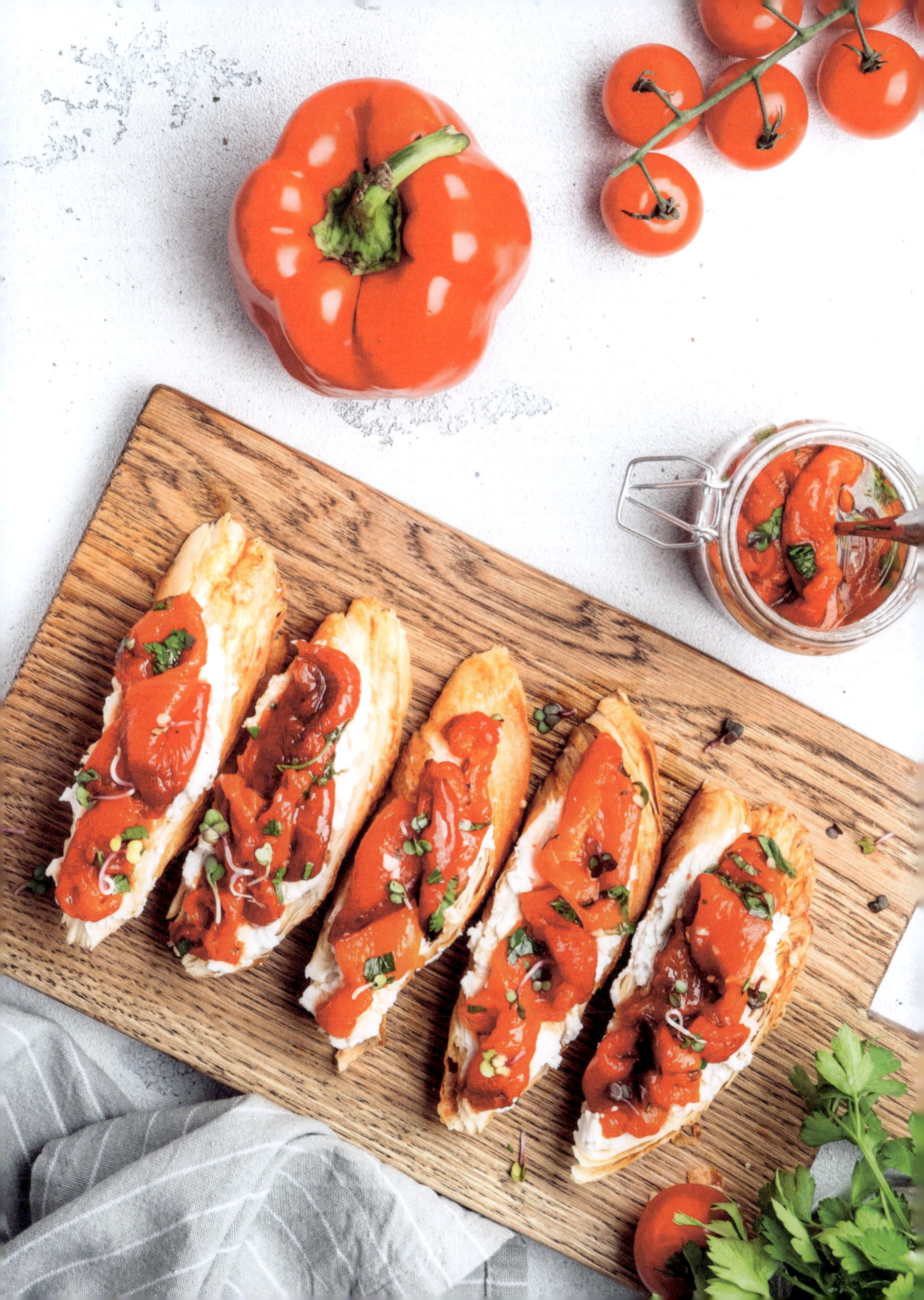

Carpaccio

INGRÉDIENTS

Pain au levain
Huile d'olive
Tranches de carpaccio de bœuf
Feuilles de basilic
Quartiers de tomates cerises

Nordique

INGRÉDIENTS

Pain aux céréales
Purée d'avocat
Crevettes roses décortiquées
Paillettes d'algues
Mâche

Poulet-betterave

INGRÉDIENTS

Pain aux noix
Houmous à la betterave
Poulet cuit effiloché
Jeunes pousses

Provençale

INGRÉDIENTS

Focaccia
Fromage frais allégé
Roquette
Rondelles de figues fraîches
Amandes entières

TARTINES, MODE D'EMPLOI !

Sur une base de pain toasté, frotté à l'ail si vous aimez, disposez les ingrédients dans l'ordre indiqué. Accompagnez d'une salade verte (assaisonnée avec un trait d'huile d'olive et du vinaigre de vin) et le tour est joué !

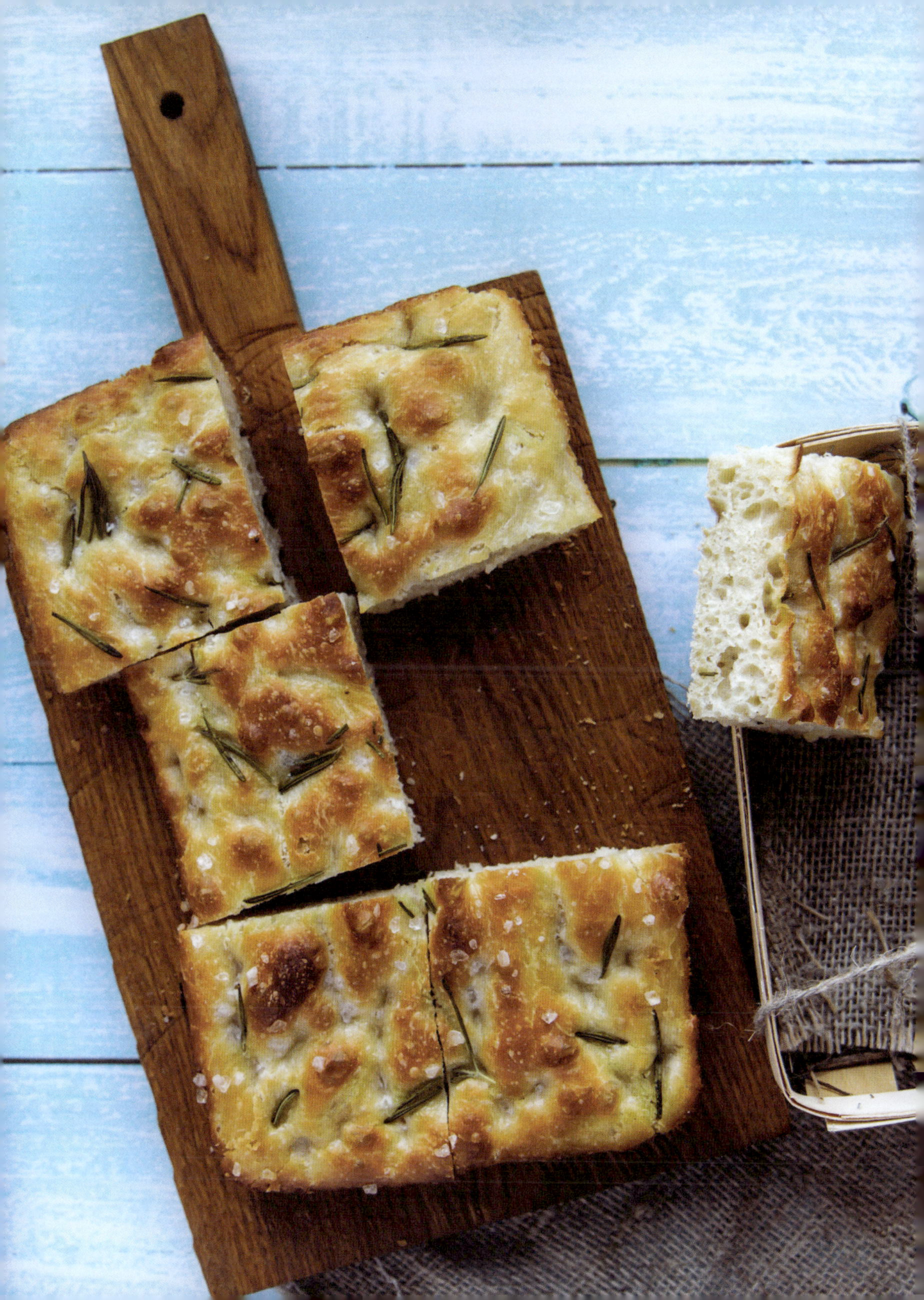

8 VINAIGRETTES BONNES POUR LES ARTÈRES

De bonnes huiles, des aromates, herbes ou épices bourrées d'antioxydants : voici 8 recettes qui donnent (en plus !) envie de manger des légumes.

Vinaigrette au gingembre

INGRÉDIENTS

1 morceau de gingembre frais de 3 cm pelé et haché
10 cl d'huile d'olive
2 c. à s. de vinaigre de Xérès
3 c. à s. de jus de citron vert

LE PETIT truc en +

Avec une salade de haricots verts, de fleurettes de brocoli…

Vinaigrette à la sauge

INGRÉDIENTS

1 gousse d'ail pressée
6 belles feuilles de sauge ciselées
6 c. à s. d'huile d'olive
Le jus de 1 citron
Poivre

LE PETIT truc en +

Avec une salade de tomates, de légumes grillés, de pâtes…

Vinaigrette à l'échalote

INGRÉDIENTS

1 échalote pelée et hachée
4 c. à s. de vinaigre de vin blanc
6 c. à s. d'huile d'olive
1 c. à c. de moutarde de Dijon
Poivre

LE PETIT truc en +

Avec une salade verte, de la mâche…

Vinaigrette à la noisette

INGRÉDIENTS

30 g de noisettes concassées
6 c. à s. d'huile de noisette
1 c. à s. de vinaigre de xérès
Poivre

LE PETIT truc en +

Avec une salade de fleurettes de chou-fleur, d'endives…

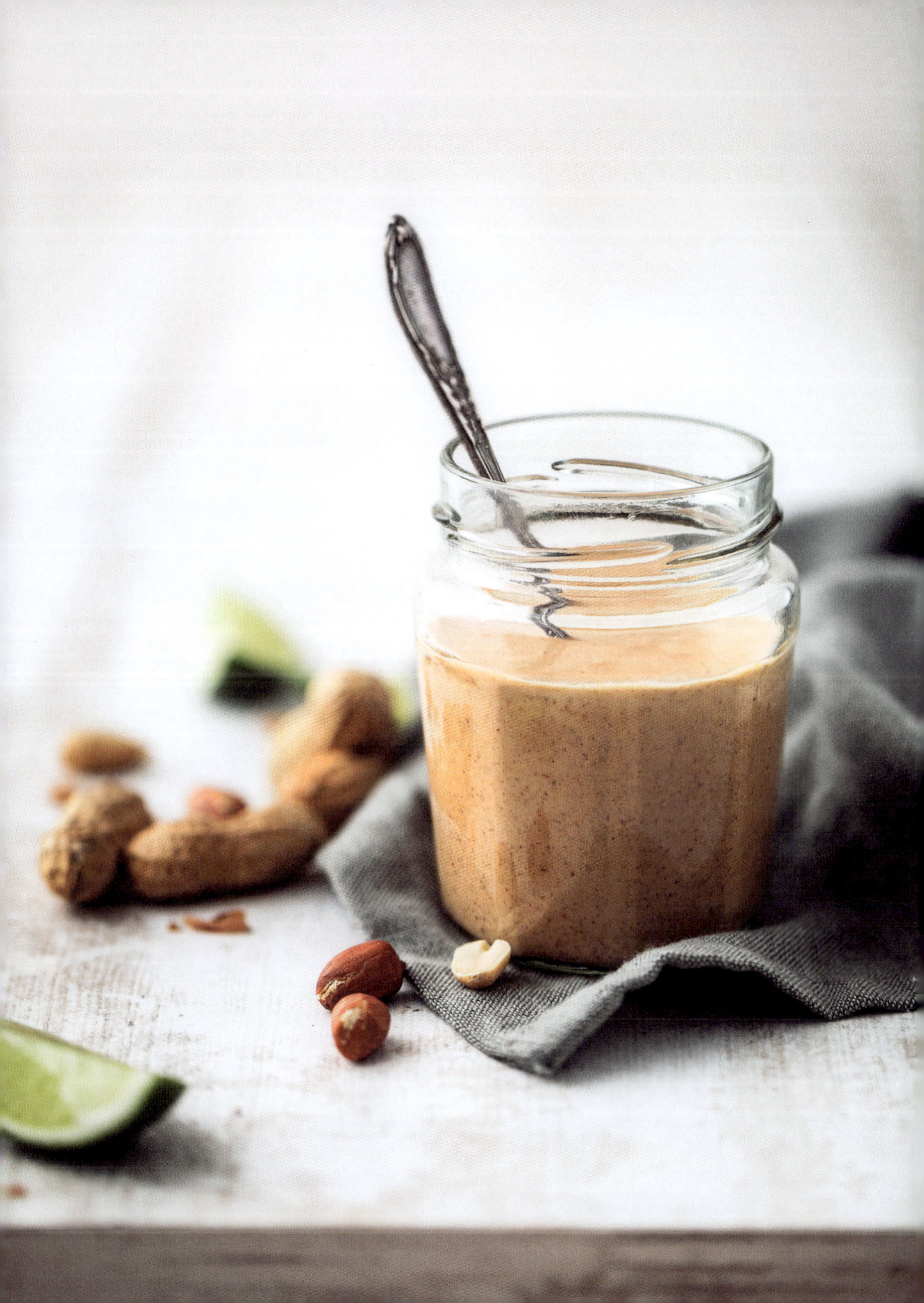

Vinaigrette au curry

INGRÉDIENTS

1 c. à s. rase de moutarde
1 c. à s. de vinaigre
1 c. à c. de curry
Le jus de ½ citron
6 c. à s. d'huile d'olive
Poivre

LE PETIT truc en +

Avec une salade verte, une salade de germes de soja...

Vinaigrette à la mangue

INGRÉDIENTS

La chair de 1 mangue mûre
1 c. à s. de moutarde
2 c. à s. d'huile d'olive
4 gouttes de Tabasco

1. Mixez tous les ingrédients.

LE PETIT truc en +

Avec une salade de fenouil cru émincé, une salade de crevettes roses cuites...

Vinaigrette aux olives et pignons

INGRÉDIENTS

Le jus de 1 citron
4 olives noires dénoyautées coupées en petits dés
8 c. à s. d'huile d'olive
30 g de pignons de pin torréfiés

LE PETIT truc en +

Avec des tomates, des courgettes grillées...

Vinaigrette au miso

INGRÉDIENTS

2 c. à s. d'huile d'olive ou de colza
1 c. à s. de miso blanc
1 c. à s. de sauce soja à teneur réduite en sel
1 c. à s. de vinaigre de riz
1 c. à s. d'huile de sésame
Quelques brins de ciboulette ciselés
Quelques pincées de piment en poudre

LE PETIT truc en +

Sur des poireaux vapeur, avec un artichaut breton...

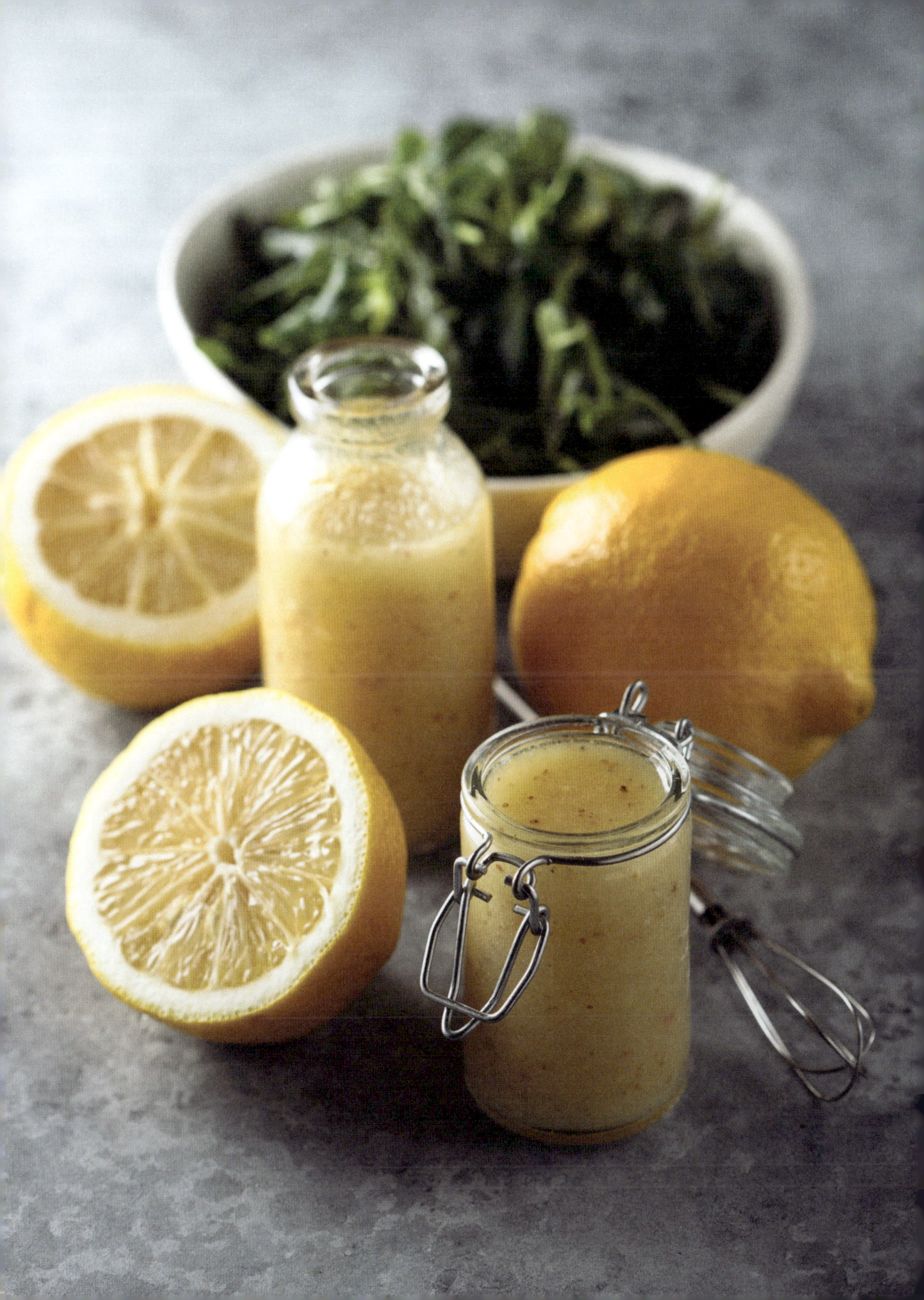

5 GRATINS GOURMANDS ET RICHES EN FIBRES

L'écueil des gratins ? Cumuler crème fraîche, œufs et fromage pour obtenir un résultat gourmand et bien doré. Voici nos propositions *low cholesterol* (voir p. 181) et riches en fibres !

Gratin de chou-fleur à la béchamel

INGRÉDIENTS

Les fleurettes de 1 chou-fleur, cuites vapeur
50 cl de béchamel maison (voir recette p. 110)
2 c. à s. de poudre d'amandes

1. Disposez les fleurettes de chou-fleur dans un plat, nappez de béchamel et parsemez de poudre d'amandes.
2. Enfournez le temps de faire dorer (sans laisser noircir).

Gratin de courgettes au thym

INGRÉDIENTS

Courgettes en rondelles (800 g environ)
40 cl de crème de soja
6 c. à s. bombées de riz rond
1 c. à c. de thym

1. Étalez des rondelles de courgette dans un plat à four, saupoudrez de grains de riz (il va cuire en absorbant le liquide rendu par les courgettes), nappez de crème de soja cuisine et de thym, puis renouvelez l'opération et terminez par des courgettes, de la crème de soja et du thym.
2. Enfournez 45 minutes environ à 175 °C (th. 5-6).

Gratin dauphinois pas gras

INGRÉDIENTS

1,5 kg de pommes de terre
1 litre de lait demi-écrémé
30 cl de crème de soja cuisine
4 gousses d'ail pelées
Quelques pincées de muscade
Huile d'olive
Sel et poivre

1. Pelez les pommes de terre, rincez-les rapidement, séchez-les puis taillez-les en rondelles fines. Hachez l'ail.
2. Portez à ébullition le lait, l'ail, du sel, du poivre et de la muscade puis plongez-y les pommes de terre 10 à 15 minutes. Rangez les pommes de terre précuites, égouttées, dans le plat. Versez la crème, rajoutez du lait pour couvrir les pommes de terre puis arrosez d'un filet d'huile d'olive et enfournez à 180 °C (th. 6) 50 minutes environ, en rajoutant du lait si besoin, pour éviter aux pommes de terre de sécher.

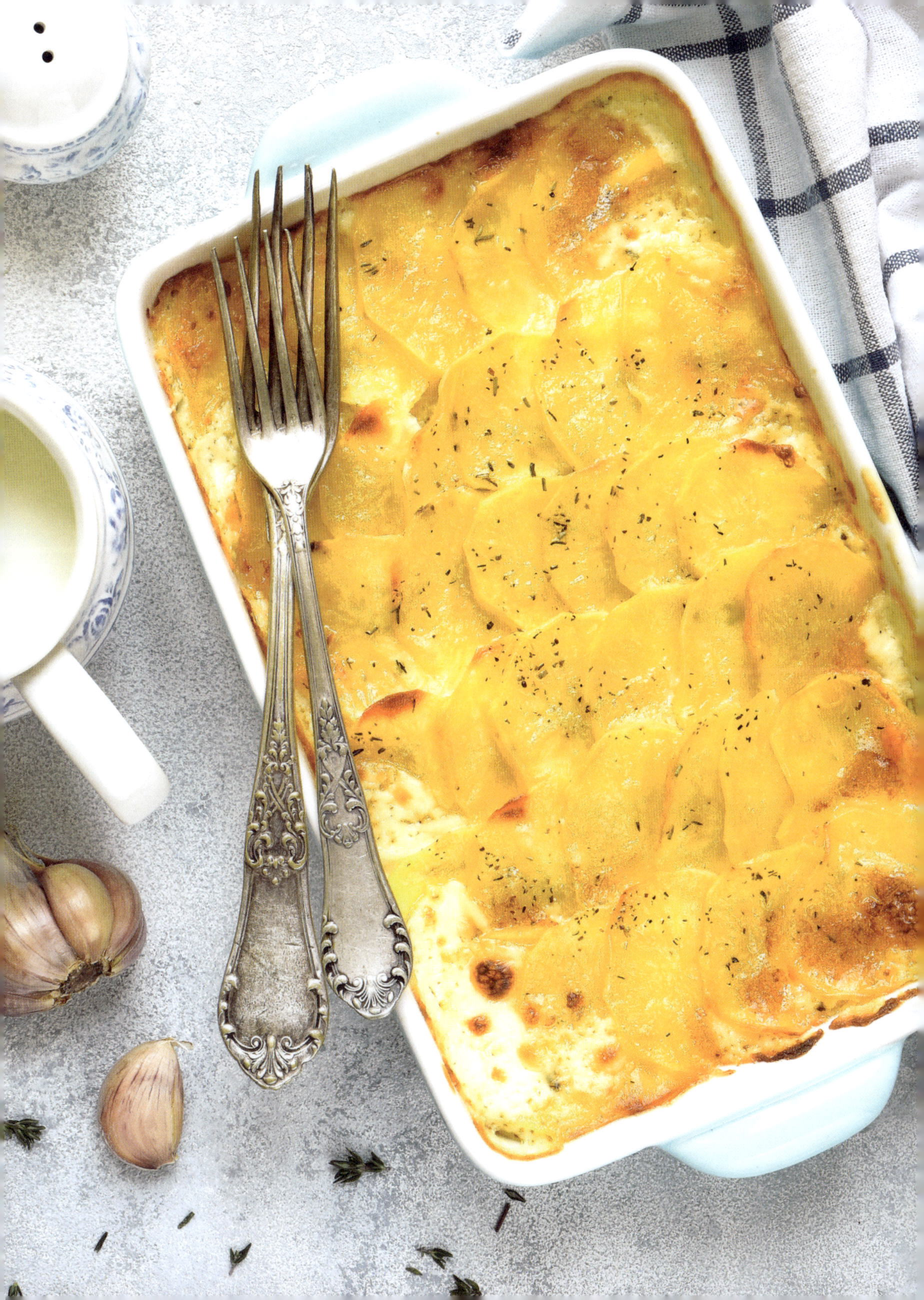

Gratin de pâtes au jambon

INGRÉDIENTS

Pâtes complètes cuites al dente (250 g avant cuisson)
4 tranches de jambon blanc coupées en dés
30 cl de crème de soja
8 tranches de bûche de chèvre frais
Sel et poivre

1. Mélangez les pâtes avec les dés de jambon et la crème de soja, salez légèrement et poivrez.
2. Versez dans un plat à four, répartissez les rondelles de chèvre frais et enfournez 40 minutes à 180 °C (th. 6).

Gratin de ratatouille

INGRÉDIENTS

1 gros bocal de ratatouille (800 g environ)
4 œufs battus
50 g de son d'avoine

1. Mélangez la ratatouille avec les œufs battus et le son d'avoine. Versez dans un plat et enfournez pour faire prendre la préparation.
2. Servez chaud avec une salade, ou froid, en parts carrées.

BÉCHAMEL MAISON

50 cl de lait demi-écrémé
2 c. à s. de son d'avoine
50 g de Maïzena
Sel et poivre

Délayez la Maïzena dans un peu d'eau froide. Chauffez le lait demi-écrémé dans une casserole avec le son d'avoine. Quand il frémit, versez la Maïzena délayée et faites épaissir sur feu doux en remuant sans cesse jusqu'à obtention d'une sauce onctueuse. Salez et poivrez légèrement.

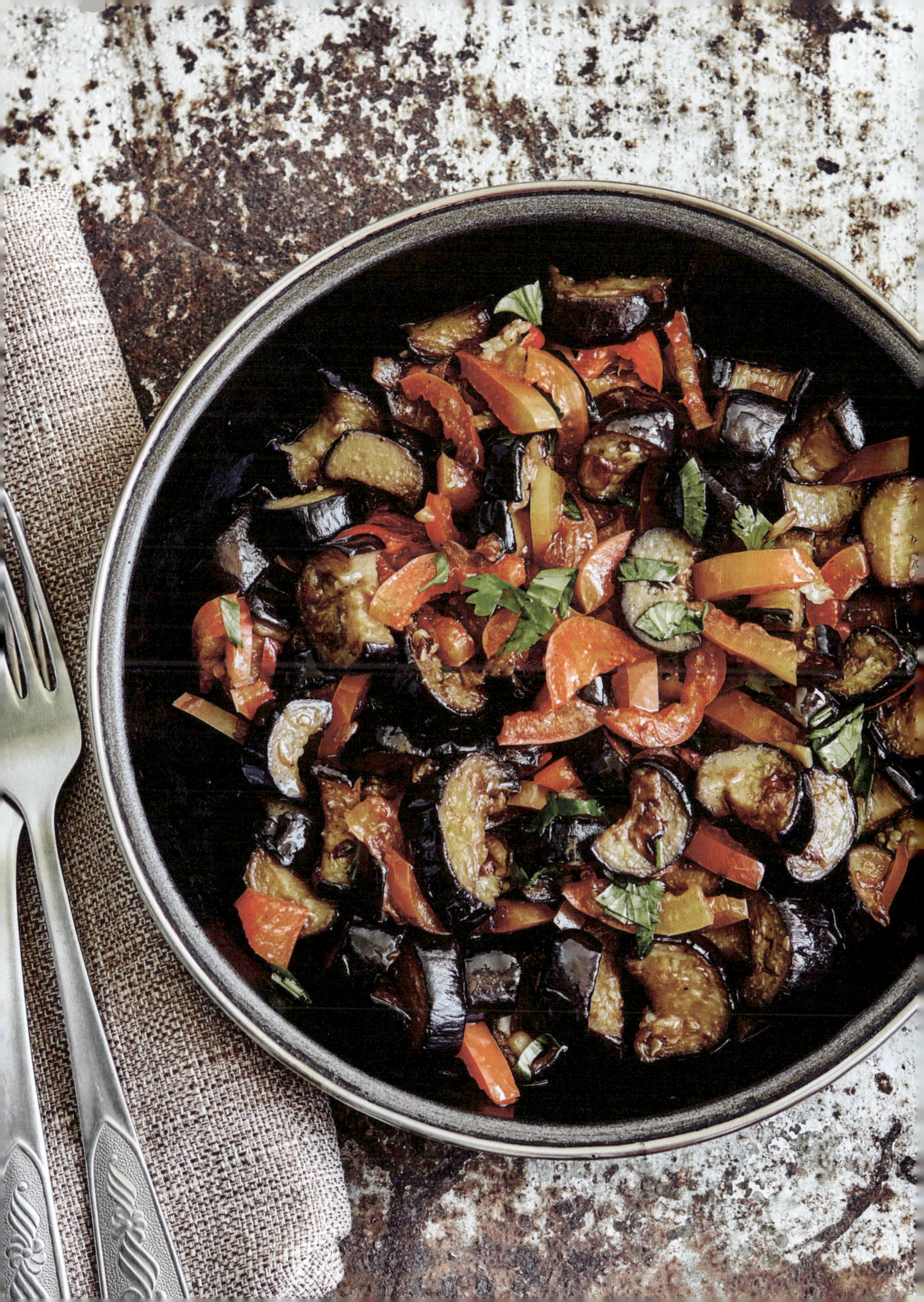

10 SALADES COMPLÈTES ANTI-CHOLESTÉROL

Avec du fromage, de la charcuterie ou encore des sauces onctueuses type mayonnaise, certaines salades complètes n'ont plus rien d'healthy. Voici nos suggestions aussi gourmandes que bonnes pour vos artères (voir mode d'emploi p. 118).

Comme une lyonnaise (ou presque)

INGRÉDIENTS

Salade frisée émincée
Filet de bacon (3 % de matières grasses)
Dés de pain au levain toastés
Vinaigrette (huile d'olive + vinaigre de vin + pointe de moutarde + échalote émincée)

1. Faites dorer le filet de bacon coupé en allumettes dans une poêle.
2. Ajoutez aux autres ingrédients dans le saladier.

Salade de pâtes aux légumes grillés

INGRÉDIENTS

Penne cuites et égouttées
Ail pressé
Blanc de poulet cuit et effiloché
Tranches de légumes grillés (courgettes, aubergines, poivrons...)
Huile d'olive
Basilic ciselé

Salade de riz noir aux crevettes

INGRÉDIENTS

Riz noir cuit et égoutté
Pousses d'épinards
Crevettes cuites décortiquées
Cubes de courgettes poêlés
Huile d'olive
Vinaigre de vin
Pistaches concassées

Salade de quinoa au poulet

INGRÉDIENTS

Quinoa cuit et égoutté
Dés de concombre
Amandes entières
Blanc de poulet cuit, froid, coupé en dés
Menthe ciselée
Huile d'olive
Jus de citron

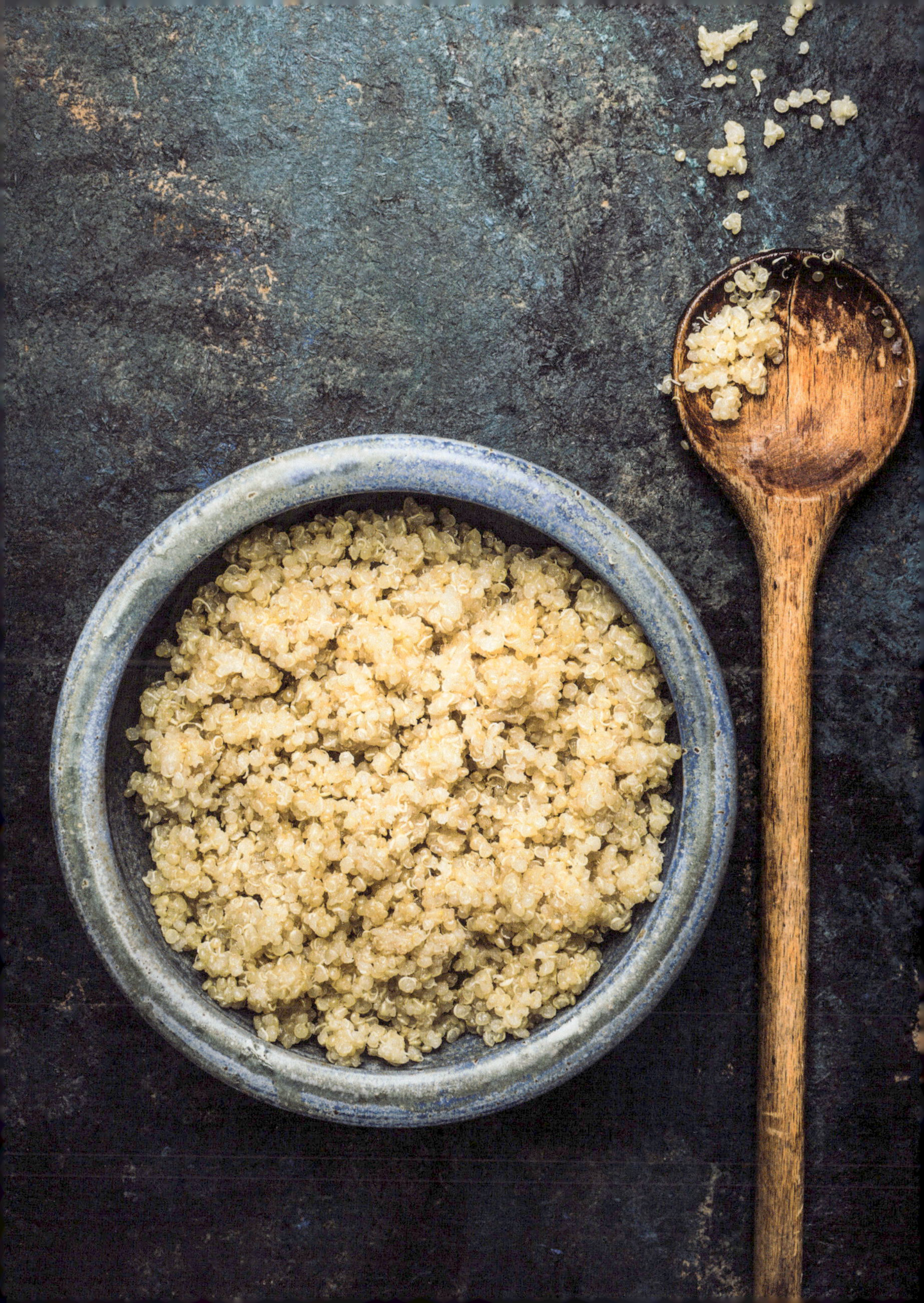

Salade veggie de pois chiches au chou-fleur

INGRÉDIENTS

Pois chiches cuits et égouttés
Fleurettes de chou-fleur vapeur
Éclats de noix
Paprika
Vinaigre de vin
Huile d'olive

Salade de lentilles aux sardines

INGRÉDIENTS

Lentilles corail cuites et égouttées
Ail pressé
Sardines au naturel, égouttées
Cubes de concombre
Tomates en quartiers
Huile d'olive
Jus de citron

Salade de sarrasin aux pétoncles

INGRÉDIENTS

Sarrasin cuit et égoutté
Tranches de courgettes grillées
Noix de pétoncles (sans corail) poêlées
Coriandre ciselée
Jus de citron
Huile d'olive

Niçoise revisitée

INGRÉDIENTS

Riz cuit et froid
Thon à l'huile égoutté
Dés de concombre
Bâtonnets de poivron rouge
Graines de courge
Huile d'olive
Jus de citron
Ciboulette

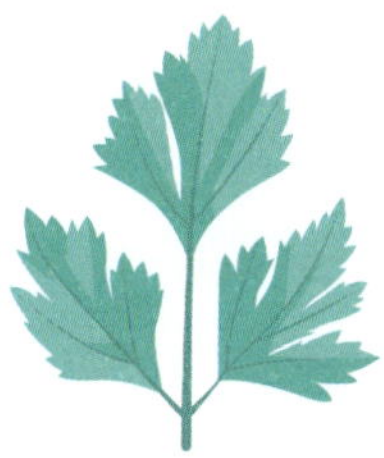

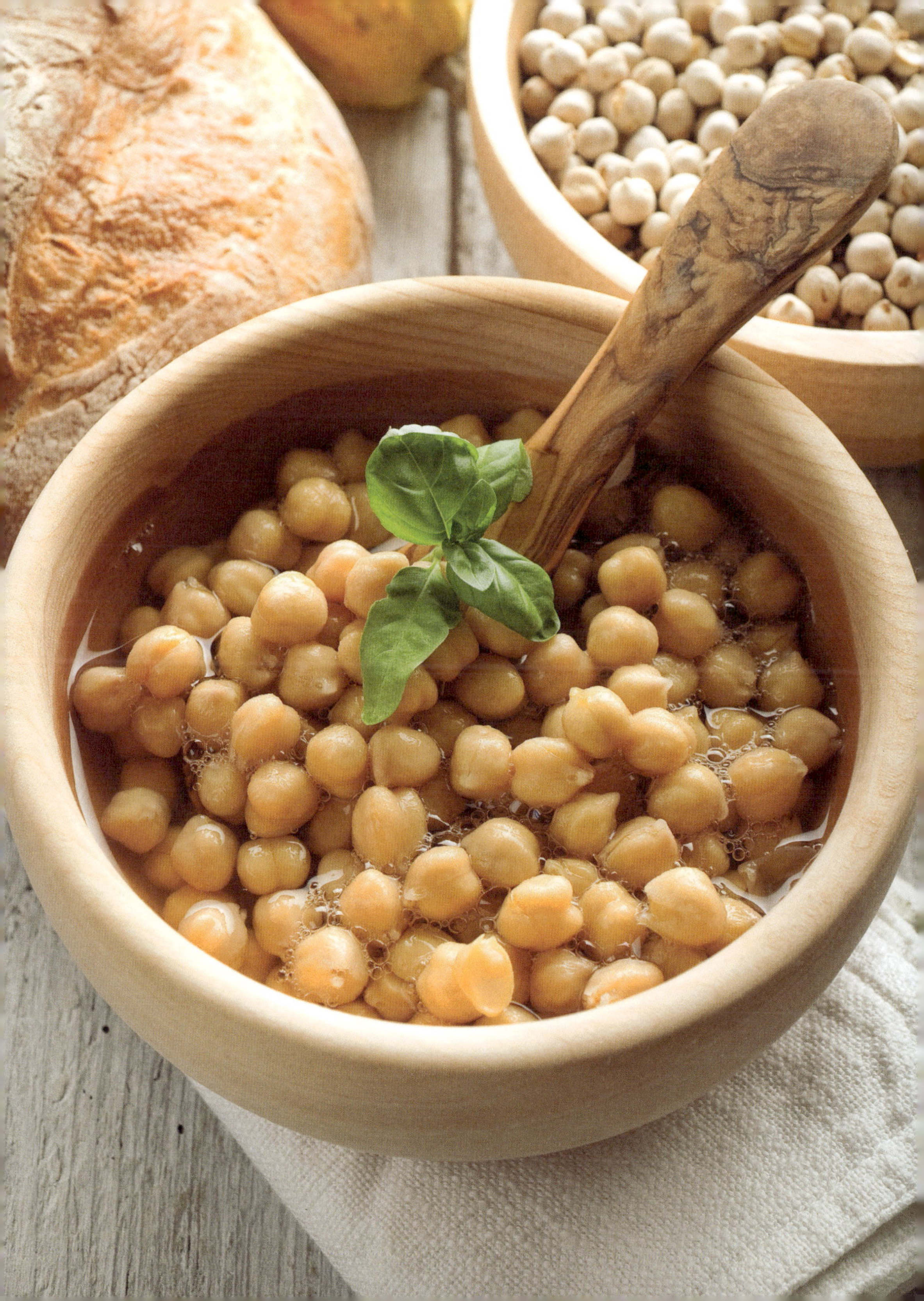

Comme une César

INGRÉDIENTS

Romaine émincée
Cubes de poulet poêlés
Croûtons de pain au levain (toasté puis coupé en dés)
Sauce light (crème de soja cuisine + ail pressé + anchois pilés)
Quelques anchois marinés
Quelques pincées de levure nutritionnelle en paillettes

LE PETIT truc en +

La levure nutritionnelle apporte un paquet de protéines et une petite saveur fromagère, pour compenser l'absence de parmesan.

Salade veggie fèves et amandes

INGRÉDIENTS

Boulgour, cuit et froid
Fèves pelées, cuites et froides (en magasins de surgelés)
Dés de concombre
Amandes entières torréfiées
Menthe ciselée
Huile d'olive
Jus de citron

SALADES, MODE D'EMPLOI !

Réunissez tous les ingrédients dans un saladier et assaisonnez. Si vous ne servez pas la salade immédiatement, préparez la sauce à part : vous l'ajouterez au dernier moment de façon que l'acidité de la préparation ne « cuise » pas les légumes, en particulier la salade verte.

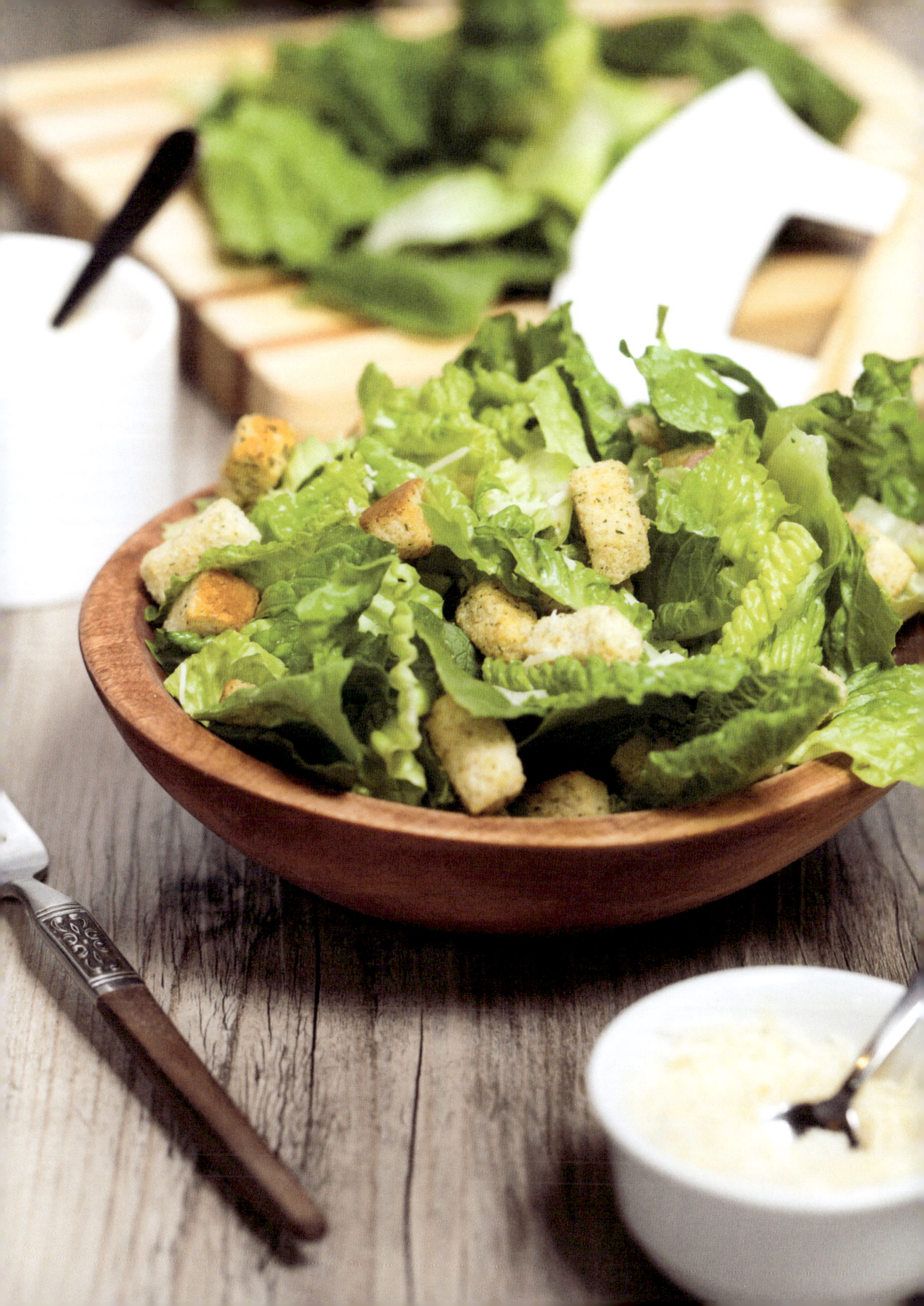

10 RECETTES DE PÂTES PAS GRASSES

Avec de la crème fraîche, du fromage à gogo ou encore des lardons, les pâtes peuvent vite devenir des plats indigestes et pas terribles pour vos bilans sanguins. Misez sur des recettes à base de légumes ou de crème végétale (voir mode d'emploi p. 124).

Champignons et poulet crémeux

INGRÉDIENTS

Torsades complètes
Champignons sués à l'huile d'olive
Crème de soja
Poulet effiloché
Thym effeuillé

Sardines et brocoli

INGRÉDIENTS

Orechiette
Fleurettes de brocoli précuites à la vapeur
Sardines au naturel égouttées
Pistaches concassées

Tomates-bresaola

INGRÉDIENTS

Spaghettis
Tomates cerises rôties au four
Lanières de bresaola
Olives noires
Basilic

Bolo-light

INGRÉDIENTS

Linguine
Viande hachée à 5 % revenue à la poêle
Tomates concassées
Basilic

Courgettes-jambon

INGRÉDIENTS

Penne
Courgettes poêlées
Crème d'amandes cuisine
Amandes effilées
Dés de jambon blanc

Asperges-petits pois

INGRÉDIENTS

Farfalle
Petits pois vapeur
Tronçons d'asperges vapeur
Fèves pelées vapeur
Ail pressé
Crème de soja cuisine

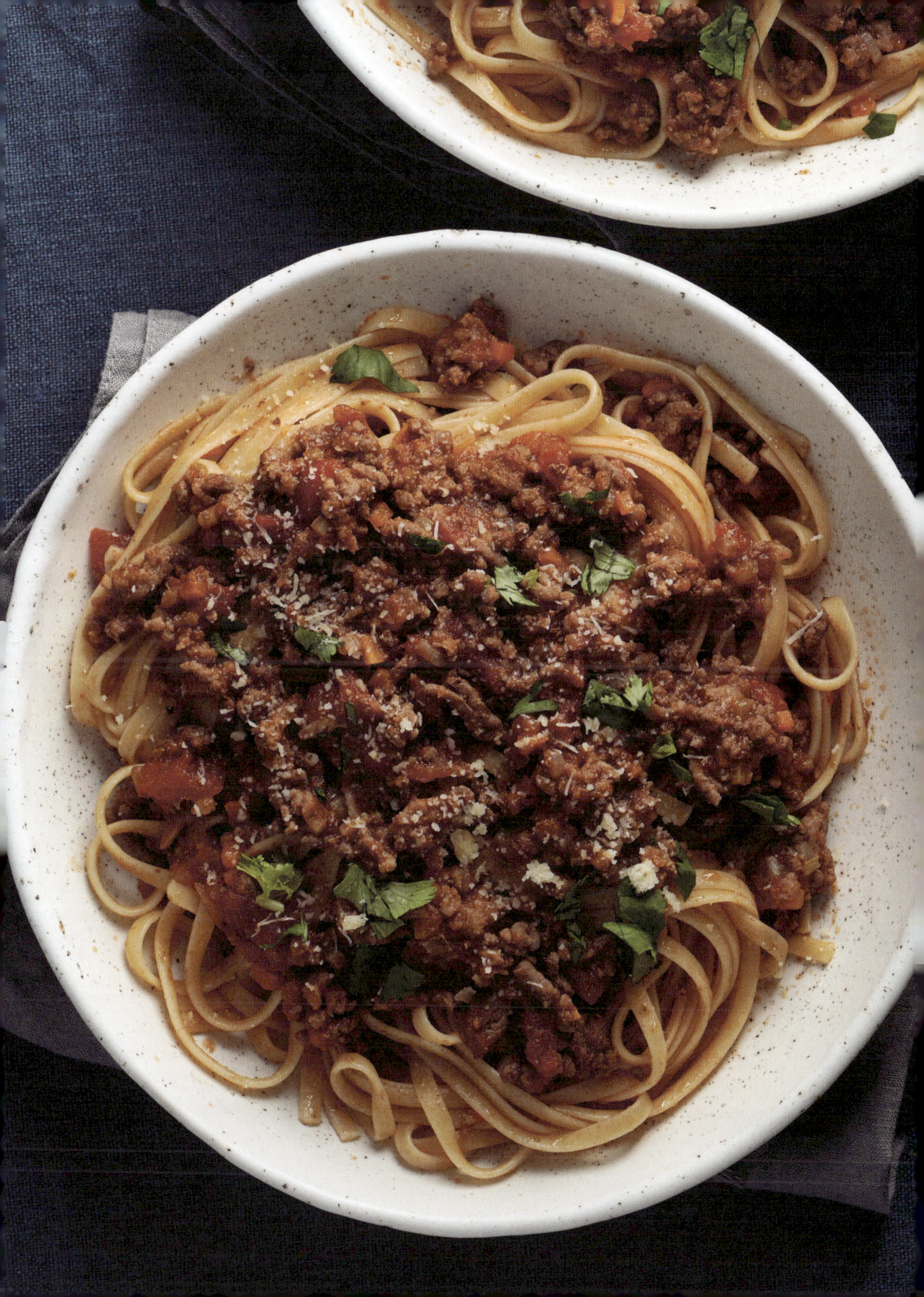

Poulet-tomate

INGRÉDIENTS

Macaronis
Cubes de poulet sautés
Tomates concassées
Crème de soja cuisine
Basilic

Épinards-saumon

INGRÉDIENTS

Tagliatelle
Pousses d'épinards
Ricotta
Saumon frais
Graines de courge

Courge-tofu fumé

INGRÉDIENTS

Penne
Cubes de potimarron rôtis au four
Dés de tofu fumé poêlés à l'huile d'olive
Coulis de potimarron
Graines de courge torréfiées

LE PETIT truc en +

Mixez quelques cubes de potimarron rôtis avec un peu de lait de façon à l'obtenir un coulis fluide et onctueux.

Crevettes-épinards-paprika

INGRÉDIENTS

Orzo
Crevettes roses décortiquées
Ail pressé
Épinards fondus à la poêle
Tomates cerises coupées en deux
Crème de soja cuisine
Paprika fumé

PÂTES, MODE D'EMPLOI !

Commencez par faire cuire les pâtes *al dente*, de façon à obtenir le meilleur index glycémique (des pâtes trop cuites auront un index glycémique plus élevé, moins intéressant pour l'organisme). Selon les recettes, faites cuire les légumes (pelés puis taillés en dés, émincés...) et/ou les protéines (faites revenir les crevettes ou les cubes de tofu, faites cuire à la vapeur les filets de poisson avant de les effeuiller...). Ajoutez le tout aux pâtes égouttées, terminez par le topping (graines torréfiées, herbes...) et passez à table !

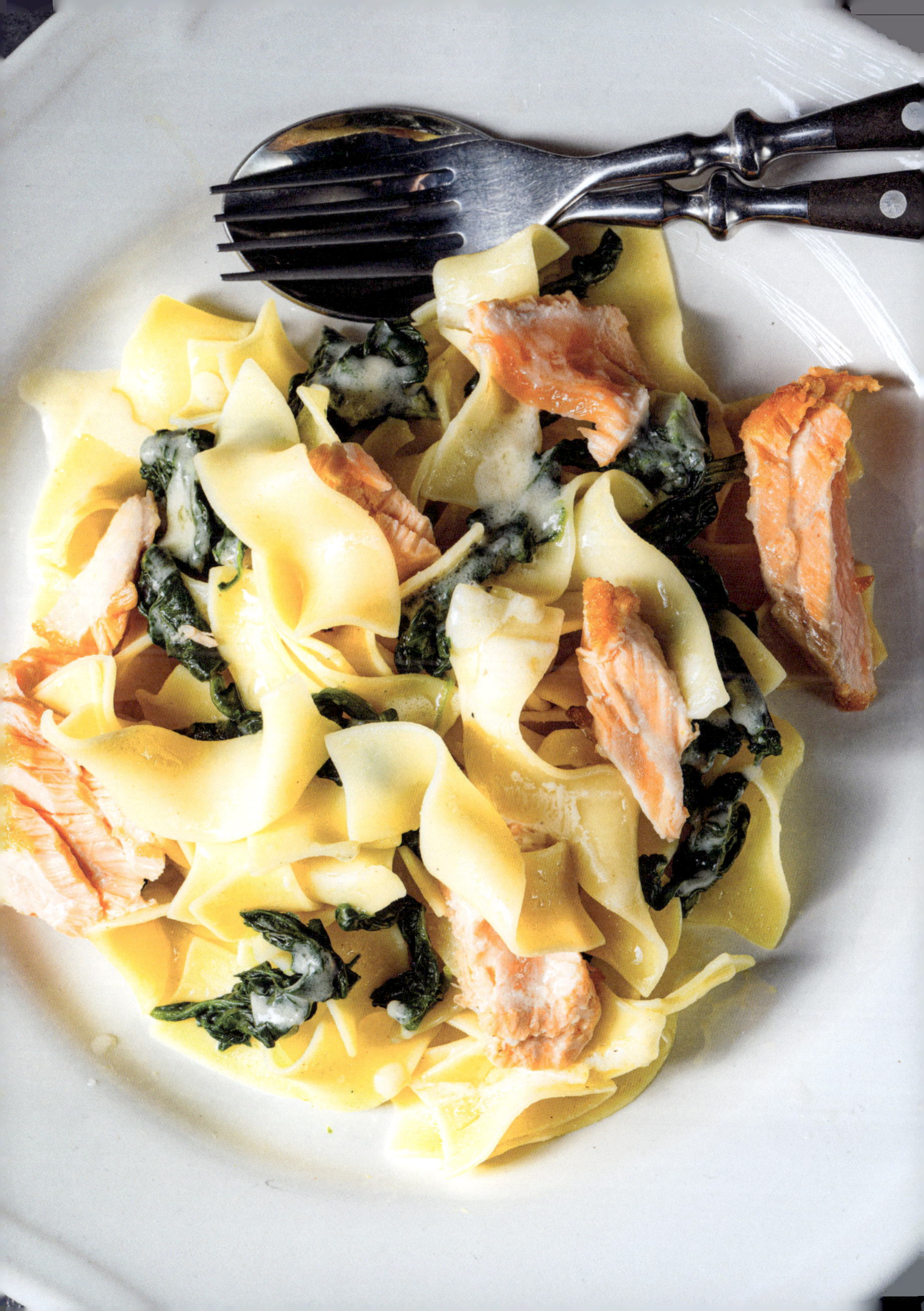

5 POÊLÉES ANTI-CHOLESTÉROL

Jeter des ingrédients dans une poêle, faire revenir le tout et passer à table : voici la promesse des poêlées ! Et pour les transformer en alliées anticholestérol, suivez le guide (voir mode d'emploi p. 128).

Asiatique

INGRÉDIENTS

Nouilles sobas cuites (100 % sarrasin)
1 petit bol de bâtonnets de courgettes
1 petit bol de bâtonnets de carottes
Cubes de poulet
Graines de sésame
Huile d'olive

Au quinoa et au tofu

INGRÉDIENTS

Quinoa cuit et égoutté
400 g de tofu coupé en dés
1 c. à c. de gingembre frais pelé et râpé
1 poignée de germes de soja frais
2 c. à s. d'amandes entières
Huile d'olive

À l'italienne

INGRÉDIENTS

Penne complètes cuites *al dente* et égouttées
1 bol de cubes de courgettes
250 g de tomates cerises coupées en deux
400 g de cubes de poulet
Olives vertes
2 c. à s. de pignons
Huile d'olive

Marine

INGRÉDIENTS

Sarrasin cuit *al dente* et égoutté
1 bol de fleurettes de chou-fleur cuites vapeur
400 g de moules décortiquées
Quelques paillettes d'algues (facultatif)
1 trait d'huile d'olive
1 filet de jus de citron

Lentilles et haddock

INGRÉDIENTS

Lentilles vertes cuites *al dente* et égouttées
Saumon cuit et effeuillé
1 bol de dés de potimarron cuits vapeur
Oignon émincé
1 trait d'huile d'olive

POÊLÉES, MODE D'EMPLOI !

Comptez 100 grammes de protéines par personne, 60 à 80 grammes de féculents (poids avant cuisson) et une belle quantité de légumes. Commencez par faire dorer les légumes dans un peu d'huile, puis, quand ils sont cuits, ajoutez les protéines. Terminez par les féculents cuits *al dente* (pâtes, riz...) et autant d'herbes fraîches que vous le souhaitez ! Seule contrainte côté réalisation : tailler les ingrédients en morceaux de taille relativement identique, pour une cuisson rapide et homogène.

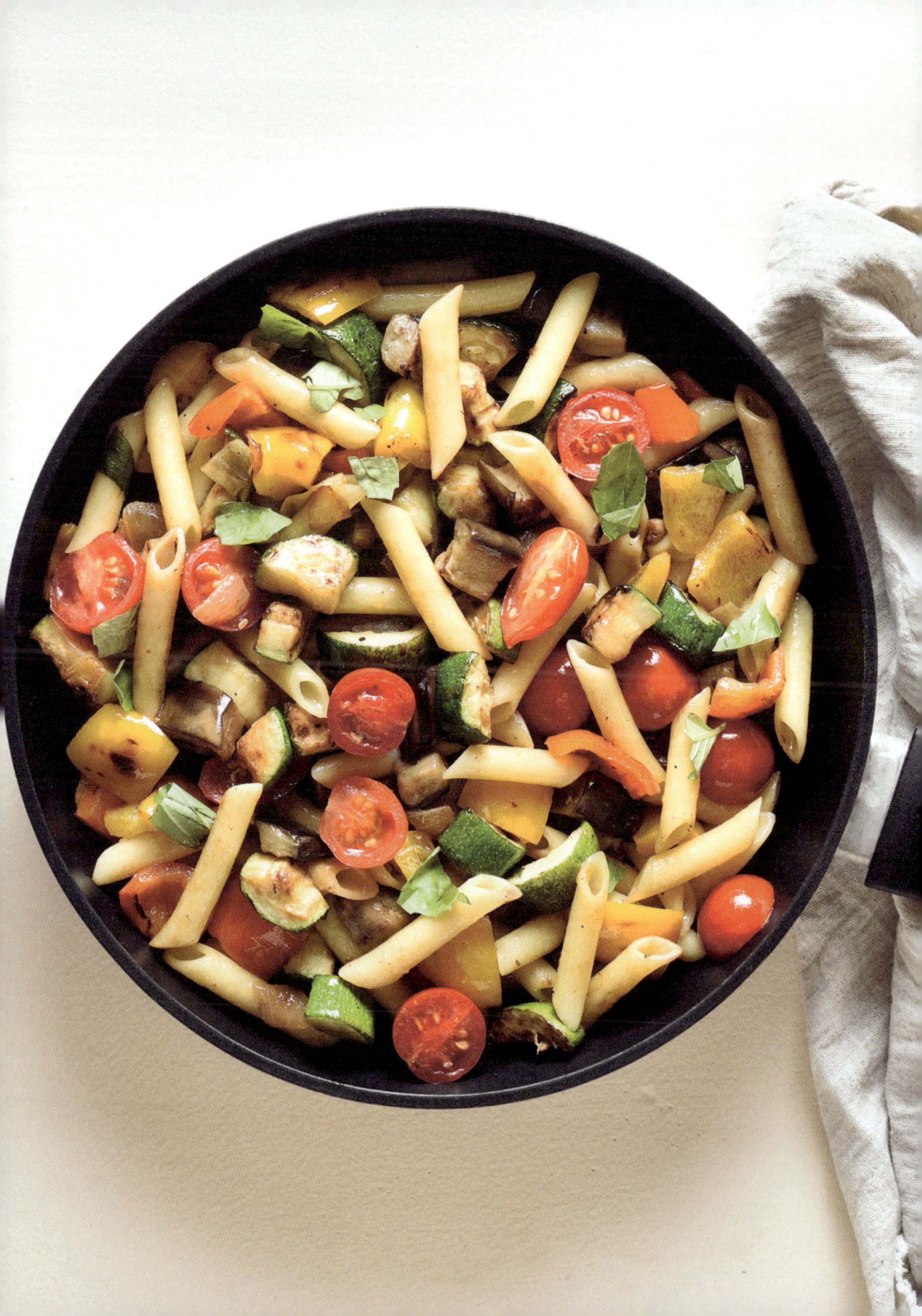

5 PANÉS À L'AIRFRYER

Aussi nommé « friteuse sans huile », ce nouvel ustensile de cuisine a investi la majorité de nos cuisines en l'espace de quelques années ! Grâce à un système de cuisson à l'air chaud, il suffit d'un minimum de matière grasse pour obtenir un effet doré et croustillant, comme celui d'un bain de friture, mais en infiniment plus light !

Croquettes de tofu

INGRÉDIENTS

200 g de tofu ferme
80 g de farine
2 œufs
80 g de chapelure panko
2 c. à s. d'huile d'olive

1. Épongez le tofu et coupez-le en gros cubes. Versez la farine dans une assiette creuse, puis battez les œufs dans une autre assiette creuse. Versez la chapelure dans une autre assiette creuse. Passez les morceaux de tofu dans la farine, puis dans les œufs et enfin dans la chapelure.
2. Déposez les morceaux de tofu dans le panier de l'airfryer, versez l'huile et faites cuire à 200 °C pendant 5 minutes, retournez-les et relancez la cuisson 5 minutes. Égouttez sur du papier absorbant.

Beignets de cabillaud façon fish & chips

INGRÉDIENTS

300 g de pavé de cabillaud
60 g de farine
8 cl de bière blonde
1 c. à s. de Maïzena
½ c. à c. de levure chimique
1 c. à s. d'huile d'olive
Sel et poivre

1. Coupez le pavé de cabillaud en deux. Salez et poivrez. Dans un saladier, mélangez la farine, la Maïzena et la levure. Versez la bière et mélangez à l'aide d'un fouet. Passez les morceaux de poisson dans la pâte, puis placez-les dans le panier de l'airfryer.
2. Versez l'huile dessus et faites cuire à 200 °C pendant 15 minutes. Retournez les morceaux de poisson et relancez la cuisson 10 minutes.

Nuggets de poisson

INGRÉDIENTS

600 g de filets de colin
6 cl de lait
60 g de chapelure + 100 g
1 œuf
30 g de farine + 100 g
2 c. à s. d'huile d'olive
Sel et poivre

1. Mixez le colin avec le lait et les 60 g de chapelure, salez, poivrez. Versez la chapelure restante dans une assiette, la farine dans une autre, et fouettez légèrement l'œuf dans un petit récipient.
2. Formez des boulettes et passez-les dans la farine, l'œuf puis la chapelure. Déposez-les dans le panier de l'airfryer, versez l'huile dessus et faites cuire à 180 °C pendant 10 minutes, retournez-les et relancez la cuisson 10 minutes.

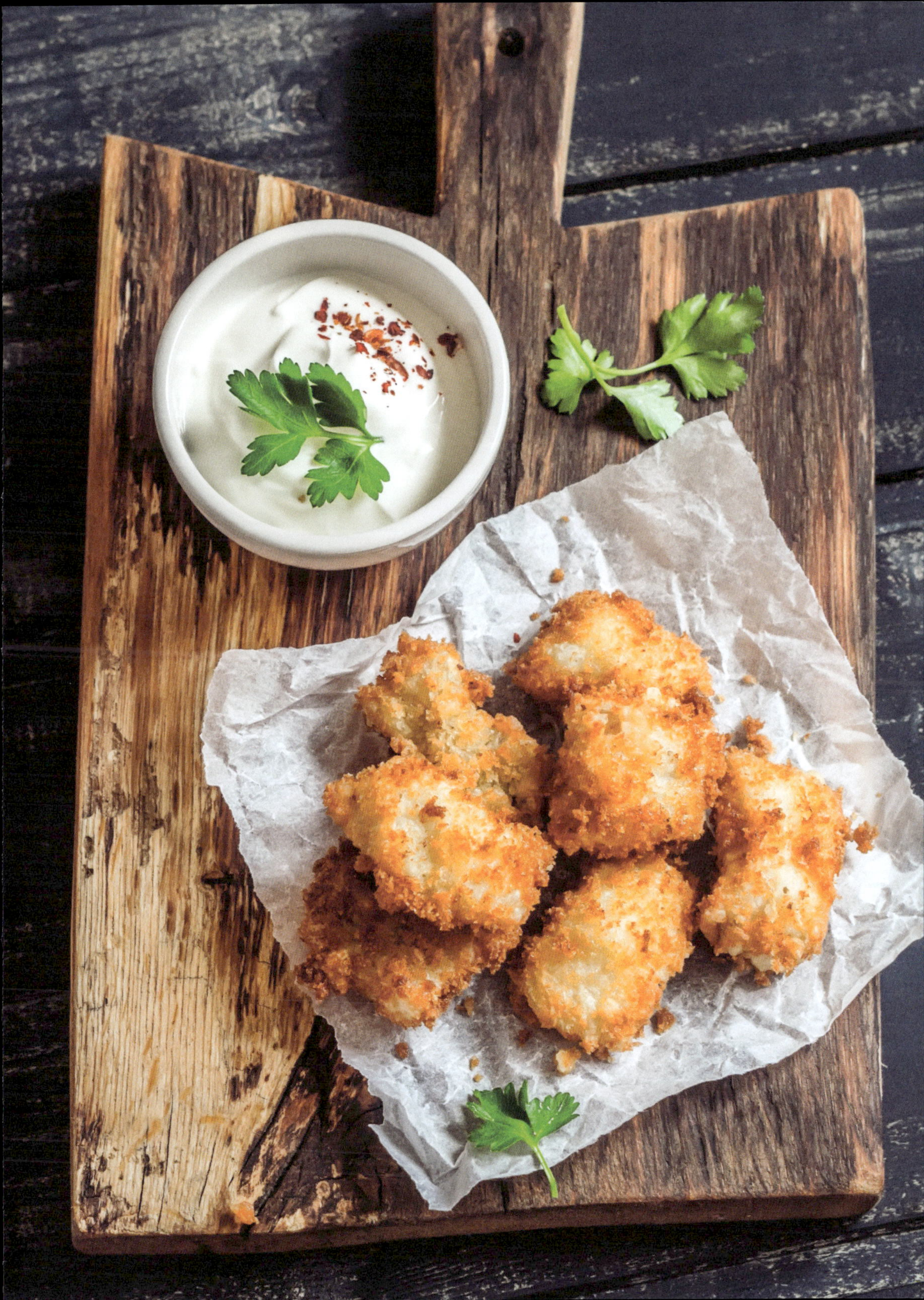

Cordons-bleus

INGRÉDIENTS

4 blancs de poulet
2 tranches de jambon blanc
4 fines lamelles de comté
150 g de farine
150 g de chapelure panko
2 œufs
2 c. à s. d'huile d'olive

1. Tapez les blancs de poulet à l'aide d'un rouleau à pâtisserie afin qu'ils soient très fins. Disposez une demi-tranche de jambon et une lamelle de fromage sur chaque blanc. Refermez en demi-lune. Battez les œufs dans une assiette.
2. Mettez la farine dans une assiette creuse, puis la chapelure dans une autre. Trempez les cordons-bleus dans la farine, puis dans les œufs battus et enfin dans la chapelure. Déposez-les dans le panier de l'airfryer, versez l'huile dessus et faites cuire à 180 °C pendant 10 minutes, retournez-les et relancez la cuisson 10 minutes.

Le panko est une variété de chapelure d'origine japonaise, utilisée pour les fritures. Elle est obtenue à partir de pain taillé en très fines lamelles, ce qui donne une chapelure aux copeaux plus larges et croquants que notre chapelure traditionnelle.

Nuggets de poulet

INGRÉDIENTS

4 blancs de poulet
150 g de farine
150 g de chapelure panko
2 œufs
2 c. à s. d'huile d'olive
Sel et poivre

1. Hachez les blancs de poulet avec un peu de sel et de poivre. Formez des boulettes de la taille d'une noix dans vos mains. Battez les œufs dans une assiette. Mettez la farine dans une assiette creuse, puis la chapelure dans une autre.
2. Trempez les boulettes de poulet dans la farine, puis dans les œufs battus et enfin dans la chapelure. Déposez-les dans le panier de l'airfryer, versez l'huile dessus et faites cuire à 180 °C pendant 10 minutes, retournez-les et relancez la cuisson 10 minutes.

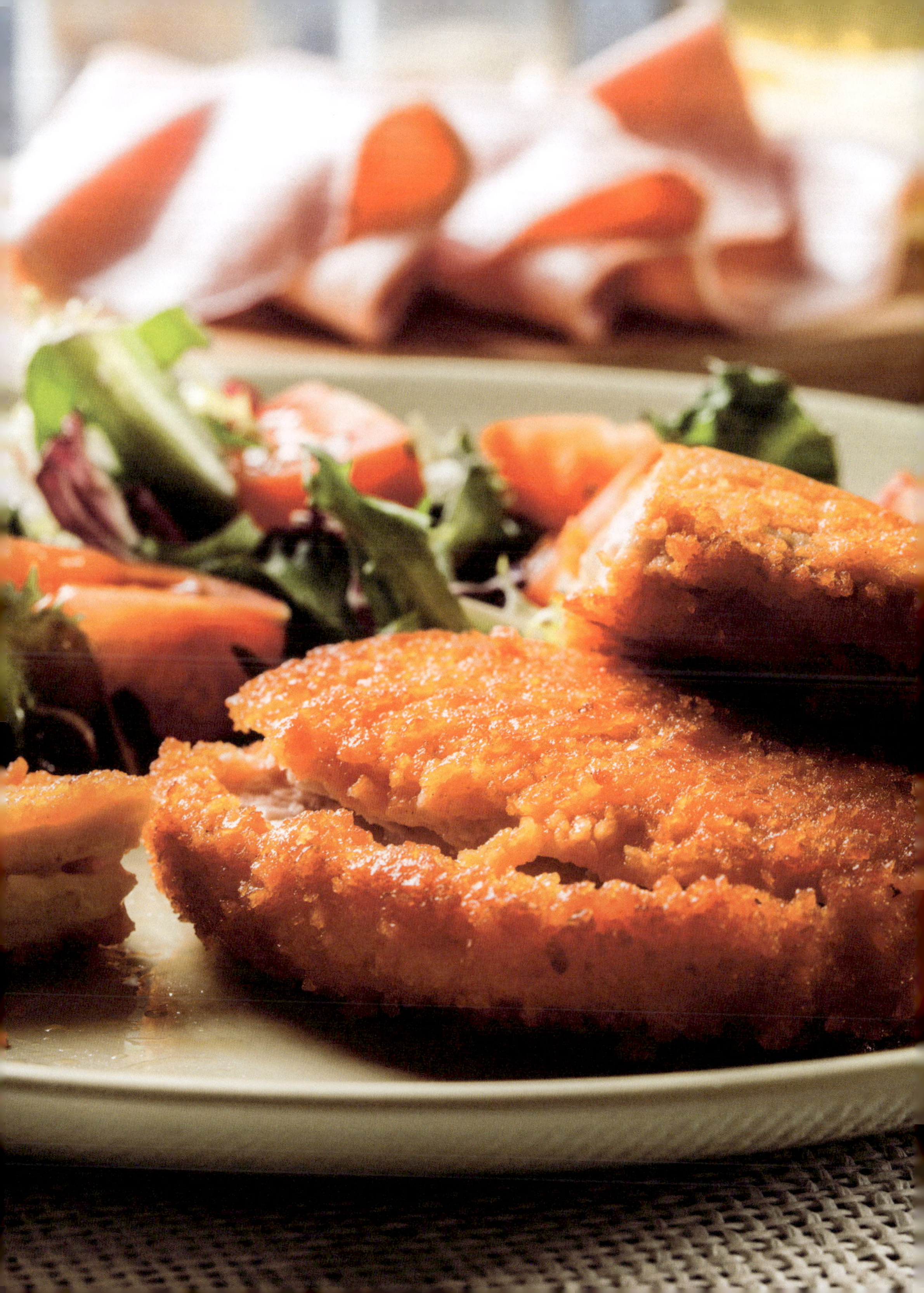

5 SANDWICHES ZÉRO CHOLESTÉROL

Le problème de la plupart des sandwiches ? Une couche de mayonnaise, de la charcuterie, du fromage, pour un maximum de graisses saturées, et souvent trop peu de protéines et de crudités. Nos sandwiches évitent tous ces écueils (voir mode d'emploi p. 138).

Green sandwich

INGRÉDIENTS

Morceau de baguette au levain
Purée d'avocat
Feuilles de kale (ou pousses d'épinards)
Poulet effiloché
Graines de courge torréfiées

Nordique

INGRÉDIENTS

Pain complet au levain
Purée d'avocat
Fines lamelles de pomme Granny-Smith
Saumon cuit émietté
Graines germées

Niçois

INGRÉDIENTS

Pain aux céréales au levain
Fromage frais allégé
Miettes de thon au naturel égouttées
Poivron grillé
Pignons torréfiés

Estival

INGRÉDIENTS

Pain complet au levain
Fromage frais allégé
Lamelles de courgette grillées
Crevettes roses décortiquées
Lamelles de fraises

Bollywood

INGRÉDIENTS

Morceau de baguette au levain
Houmous
Carottes râpées
Poulet cuit effiloché
Curry en poudre (quelques pincées)
Raisins secs
Coriandre

SANDWICHES, MODE D'EMPLOI !

Pour le pain, choisissez toujours un pain au levain (cholestérol ou pas cholestérol, ce mode de fermentation offre un pain de qualité bien plus intéressante pour la santé). Frottez l'intérieur du pain avec une gousse d'ail tranchée (facultatif). Garnissez l'intérieur du sandwich d'une fine couche de la tartinade choisie (houmous, fromage frais allégé...) puis ajoutez les crudités et les protéines.

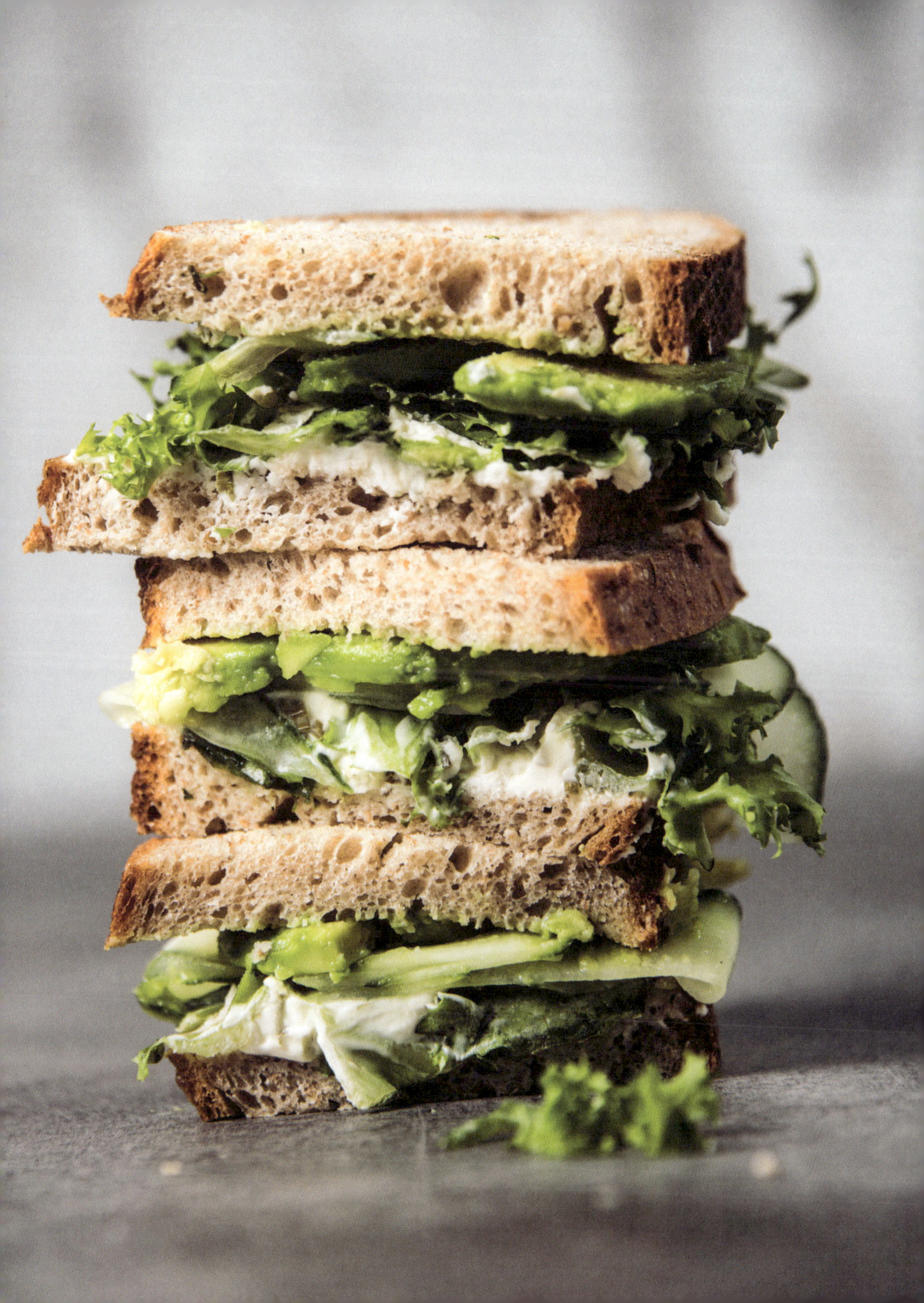

5 RECETTES AU FROMAGE REVISITÉES *LOW CHOLESTEROL*

Le fromage et le beurre font partie des aliments qui manquent le plus aux gourmands en cas d'alimentation anticholestérol. Pour le premier, vous allez pouvoir vous consoler avec des recettes traditionnelles, revisitées en versions légères.

Raclette taille fine

INGRÉDIENTS

1 pot de cancoillotte
12 petites pommes de terre cuites à l'eau
8 tranches de bresaola
4 petites tranches de jambon blanc
Cornichons

1. Réchauffez la cancoillotte dans une casserole à feu doux.
2. Versez sur les pommes de terre pelées, servez avec la charcuterie et des cornichons.

Tartif-light

INGRÉDIENTS

1 pot de cancoillotte
12 petites pommes de terre cuites à l'eau
4 tranches de filet de bacon (3 % de matières grasses)
2 gros oignons

1. Faites fondre les oignons pelés et émincés et le filet de bacon taillé en allumettes dans un peu d'huile, disposez-les dans un plat à four en alternant avec les pommes de terre pelées et coupées en rondelles.
2. Puis nappez de cancoillotte et enfournez 20 minutes.

Endives gratinées au jambon

INGRÉDIENTS

8 endives cuites à la vapeur
4 tranches de jambon blanc
1 pot de cancoillotte
40 g de comté râpé
Sel et poivre

1. Enveloppez chaque endive dans une demi-tranche de jambon et rangez-les dans un plat à four. Salez, poivrez.
2. Nappez de cancoillotte et parsemez de comté râpé (10 g par personne). Enfournez 25 minutes.

Aligot revisité

INGRÉDIENTS

6 grosses pommes de terre à purée
1 pot de cancoillotte
Sel et poivre

1. Faites cuire les pommes de terre avec la peau à l'eau bouillante salée, pelez-les et passez-les au presse-purée, ajoutez la cancoillotte et mélangez.
2. Salez, poivrez.

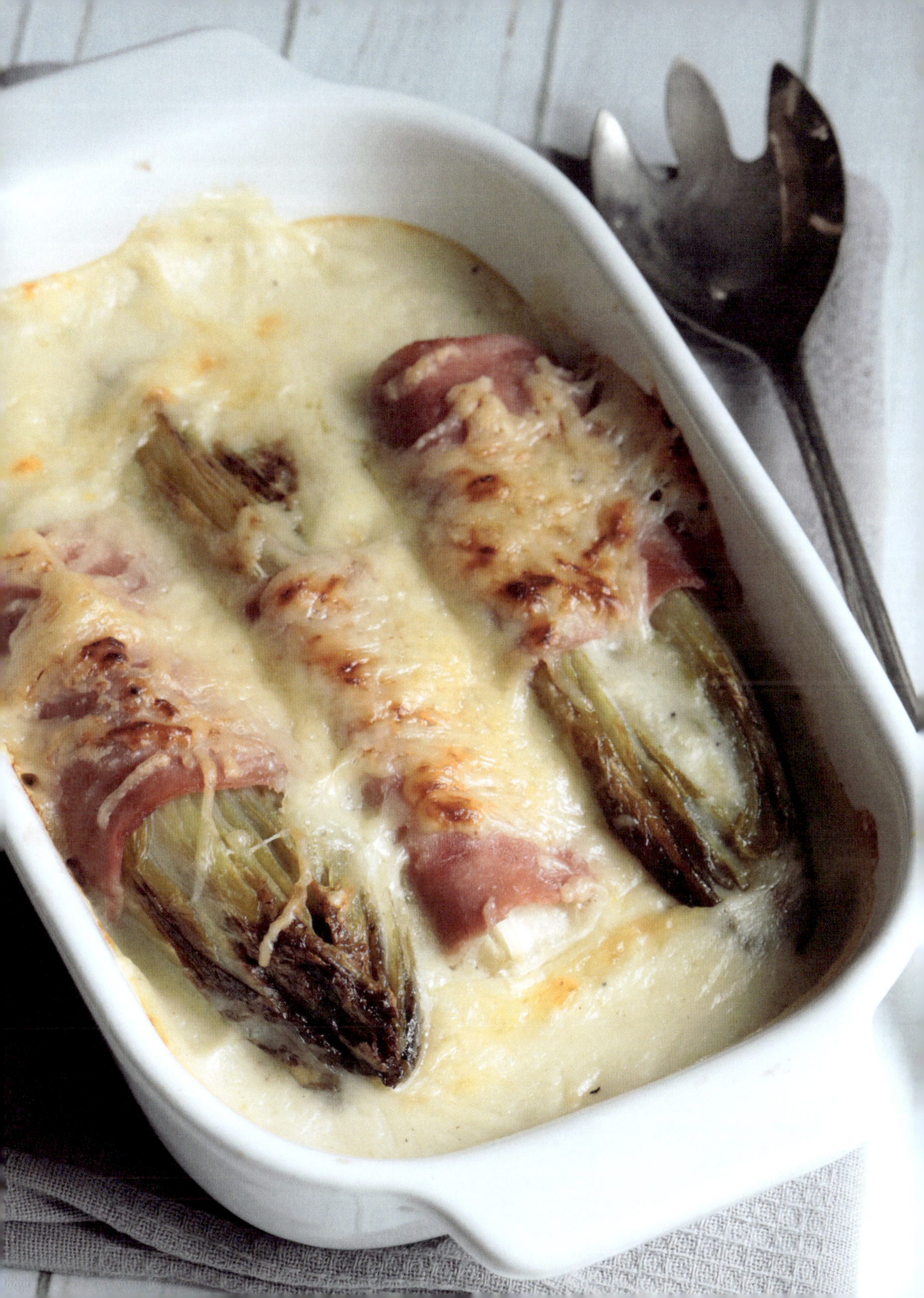

Risotto aux champignons

INGRÉDIENTS

220 g de riz arborio
2 échalotes émincées
300 g de champignons de Paris émincés
1 pot de cancoillotte
1,2 L de bouillon de légumes
10 cl de vin blanc sec
Huile d'olive
Sel et poivre

1. Faites suer les échalotes et les champignons dans un filet d'huile d'olive dans une sauteuse, ajoutez le riz et mélangez 2 minutes avec une spatule. Quand il est nacré, versez le vin blanc puis une louche de bouillon chaud.
2. Laissez cuire jusqu'à absorption du liquide. Renouvelez l'opération jusqu'à ce que le riz soit cuit. Ajoutez la cancoillotte, mélangez, salez, poivrez.

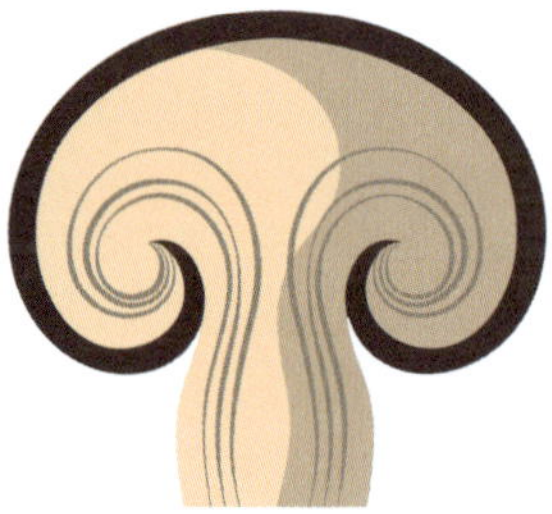

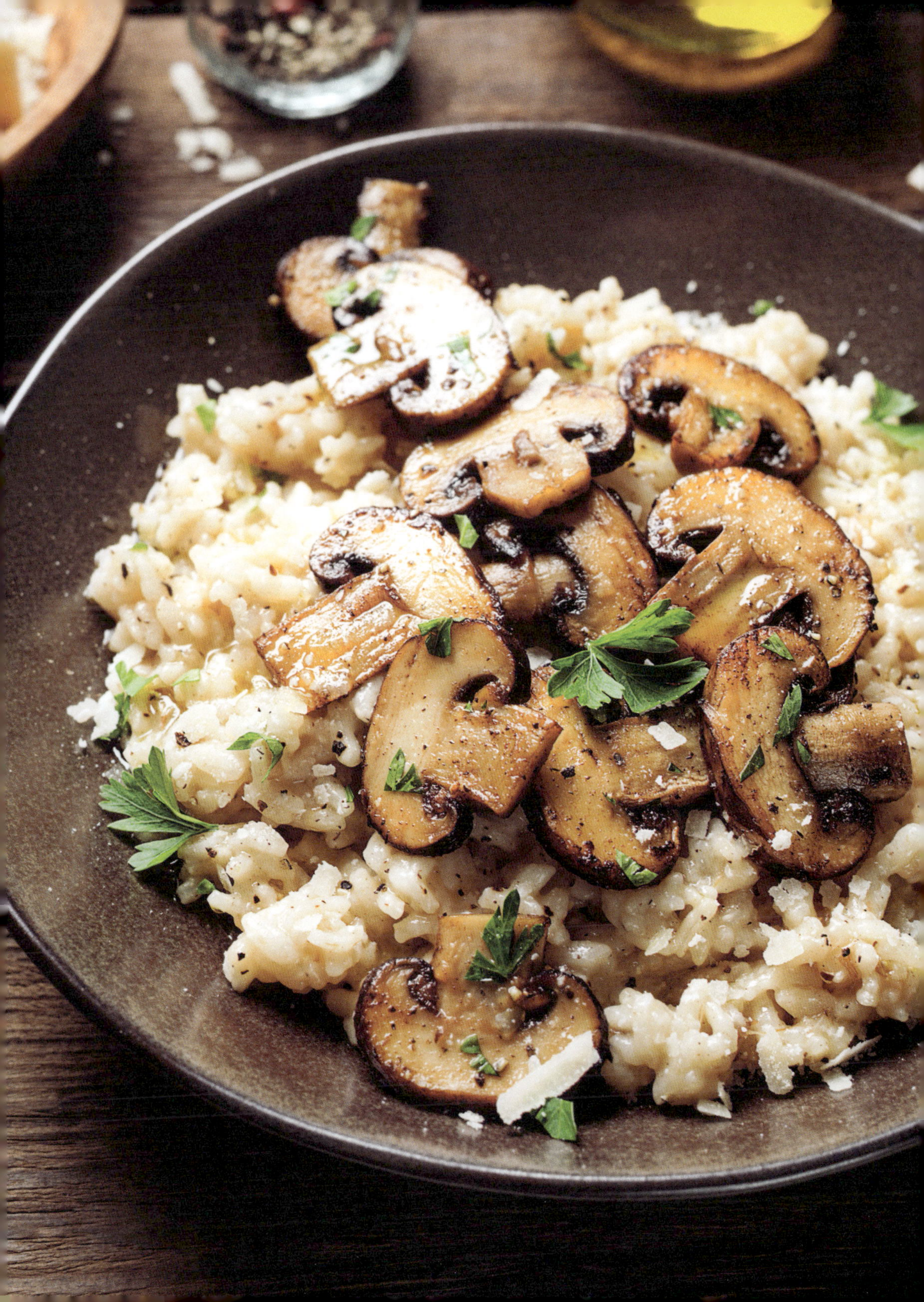

10 BURGERS BONS POUR LES ARTÈRES

Envie de cet emblème de la *junk food* ? D'accord, mais à condition de le faire maison avec des ingrédients bien choisis : le plaisir de cette recette si réconfortante, mais sans les mauvaises graisses qui vont avec (voir mode d'emploi p. 150).

Tex Mex

INGRÉDIENTS

Bun à burger
Steak haché de poulet (voir p. 150)
Purée d'avocat
Quelques gouttes de Tabasco
Roquette
Rondelles de tomates

Basquaise

INGRÉDIENTS

Bun à burger
Fondue de poivrons
Pousses d'épinards
Steak haché de poulet (voir p. 150)
Quelques pincées de piment d'Espelette

Fish burger

INGRÉDIENTS

Bun à burger
Salade émincée
Morceaux d'ananas frais
Coriandre ciselée
Morceau de filet de poisson blanc poêlé

Big burger

INGRÉDIENTS

Bun à burger
Fine couche de moutarde
Steak de bœuf à 5 % poêlé
Tranche de filet de bacon revenue à la poêle (3 % de matière grasse)
Salade émincée
Rondelles de tomate
Lamelles de cornichons

À l'italienne

INGRÉDIENTS

Bun à burger
Fine couche de pesto
Steak de bœuf à 5 % poêlé
Cuillère de ricotta
Salade émincée
Lamelles de tomates confites

Cheeseburger

INGRÉDIENTS

Bun à burger
Fine couche de moutarde
Lamelles d'oignon rouge
Steak de bœuf à 5 % poêlé
Salade émincée
Rondelles de tomate
Cuillère de cancoillotte

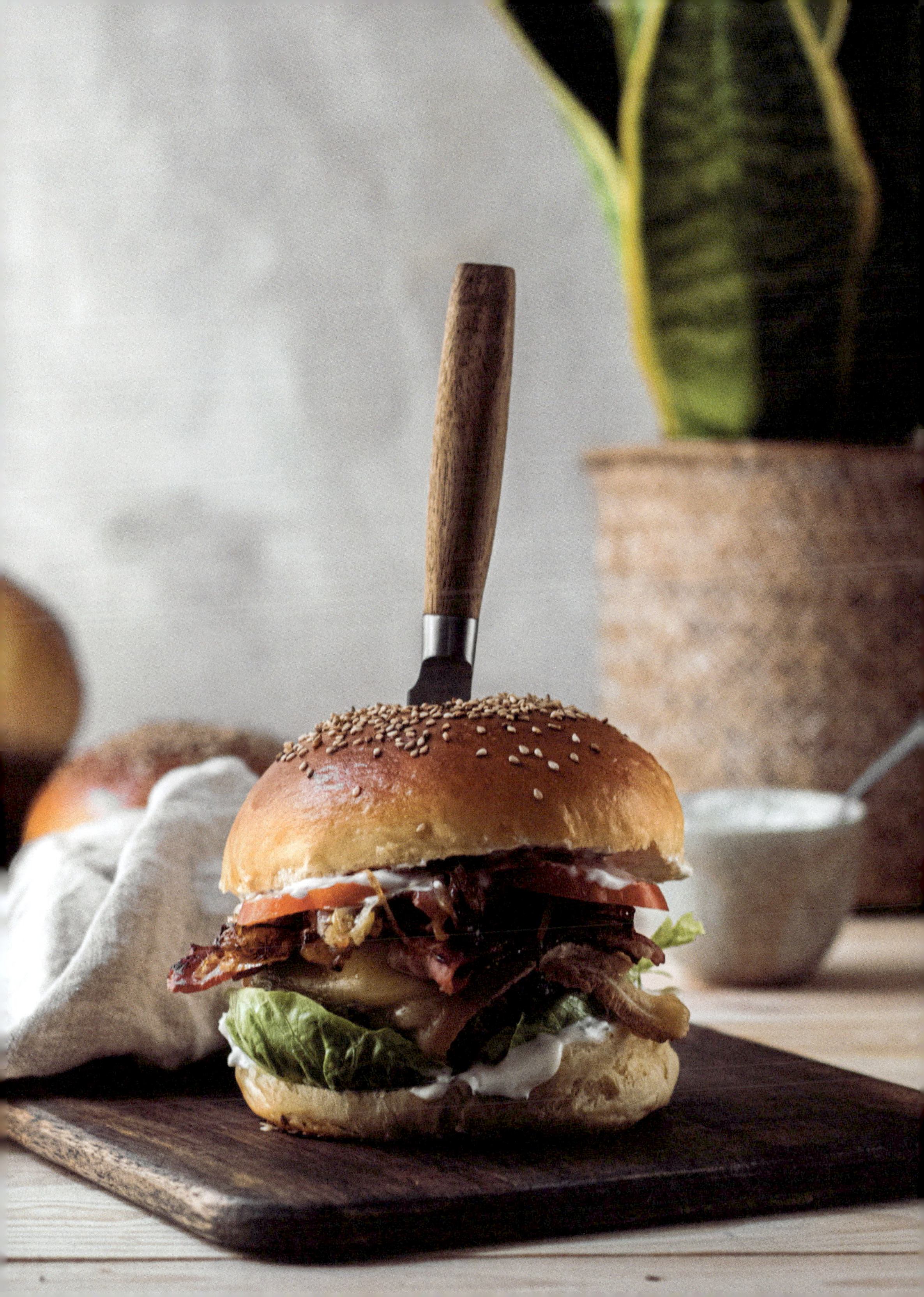

Veggie fumé

INGRÉDIENTS

Bun à burger
Houmous
Pousses d'épinards
Pavé de tofu fumé (2 cm d'épaisseur) poêlé
Rondelles de tomates

Veggie moelleux

INGRÉDIENTS

Bun à burger
Tzatziki
Steak végétal grillé
Rondelles d'oignon rouge
Salade émincée

À la betterave

INGRÉDIENTS

Bun à burger
Compotée d'échalote
Betterave cuite en fines rondelles
Steak haché de poulet (voir ci-contre)
Ciboulette

Au saumon

INGRÉDIENTS

Bun à burger
Purée d'avocat
Steak haché de saumon
Rondelles de tomates
Quelques câpres

STEAKS HACHÉS DE POULET

Coupez 500 g de blancs de poulet en dés puis mixez grossièrement avec sel et poivre (pour obtenir une texture fine, mais pas de la purée). Formez 4 steaks à l'aide d'un cercle de 10 cm de diamètre, pressez et placez 15 minutes au réfrigérateur.

BURGERS, MODE D'EMPLOI !

Choisissez des buns à burger complets (on en trouve en magasins bio), ou achetez-les chez votre boulanger. Fendez-les en deux, faites-les dorer quelques instants au four puis garnissez-les rapidement avec les ingrédients tout chauds, les crudités, et dégustez aussitôt (avec une salade verte, ou des frites de patate douce par exemple, préparées au four ou à l'airfryer avec un minimum d'huile).

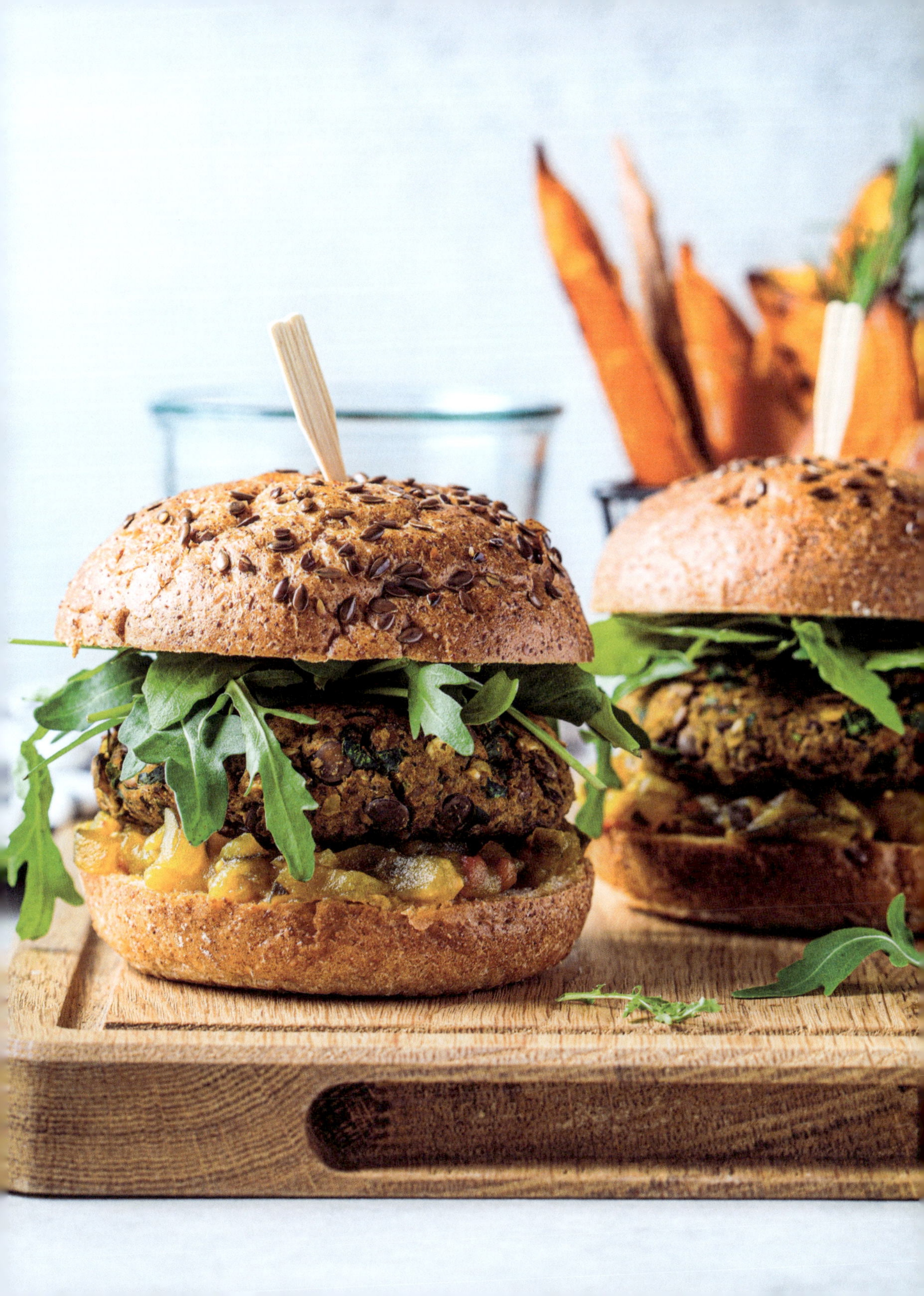

7 RECETTES SPÉCIAL *KIDS* ET ADOS

L'équilibre alimentaire commence dès le plus jeune âge, on le sait. Mais, en pratique, il n'est pas toujours simple de faire manger des petits plats healthy aux enfants et aux ados. Voici des idées express qui leur doivent leur plaire (quantités à adapter à l'âge de l'enfant).

Galette au jambon, jeunes pousses

INGRÉDIENTS

Galette de sarrasin
Fondue d'épinards à la crème végétale
Jambon blanc bio effiloché
Quelques pincées de comté râpé
Salade de pousses d'épinards

Croquettes de poulet, coquillettes

INGRÉDIENTS

Blancs de poulet bio ou fermiers
Curry en poudre ou paprika ou herbe de Provence
Huile d'olive
Coquillettes cuites
Coulis de tomate
Sel et poivre

1. Mixez les blancs de poulet, salez, poivrez, ajoutez au choix un peu de curry, de paprika ou d'herbes de Provence, formez des petites croquettes et faites-les revenir dans un peu d'huile d'olive, à la poêle.
2. Servez avec des coquillettes et un peu de coulis de tomate.

Frites de patate douce au four

INGRÉDIENTS

Patates douces

1. Rincez, épluchez et coupez les patates en bâtonnets.
2. Faites cuire les frites 25 minutes sur une plaque de cuisson dans un four à 180 °C (th. 6), en les retournant en cours de cuisson. Pour accompagner une omelette par exemple !

Jambon, purée

INGRÉDIENTS

4 pommes de terre à purée
Huile d'olive
Jambon blanc bio
Lait demi-écrémé
Sel et poivre

1. Pelez les pommes de terre, coupez-les en morceaux et faites-les cuire à l'eau bouillante salée 15 minutes.
2. Égouttez, passez au moulin à légumes avec un peu de lait demi-écrémé, du sel, du poivre et un filet d'huile d'olive. Servez avec du jambon blanc bio.

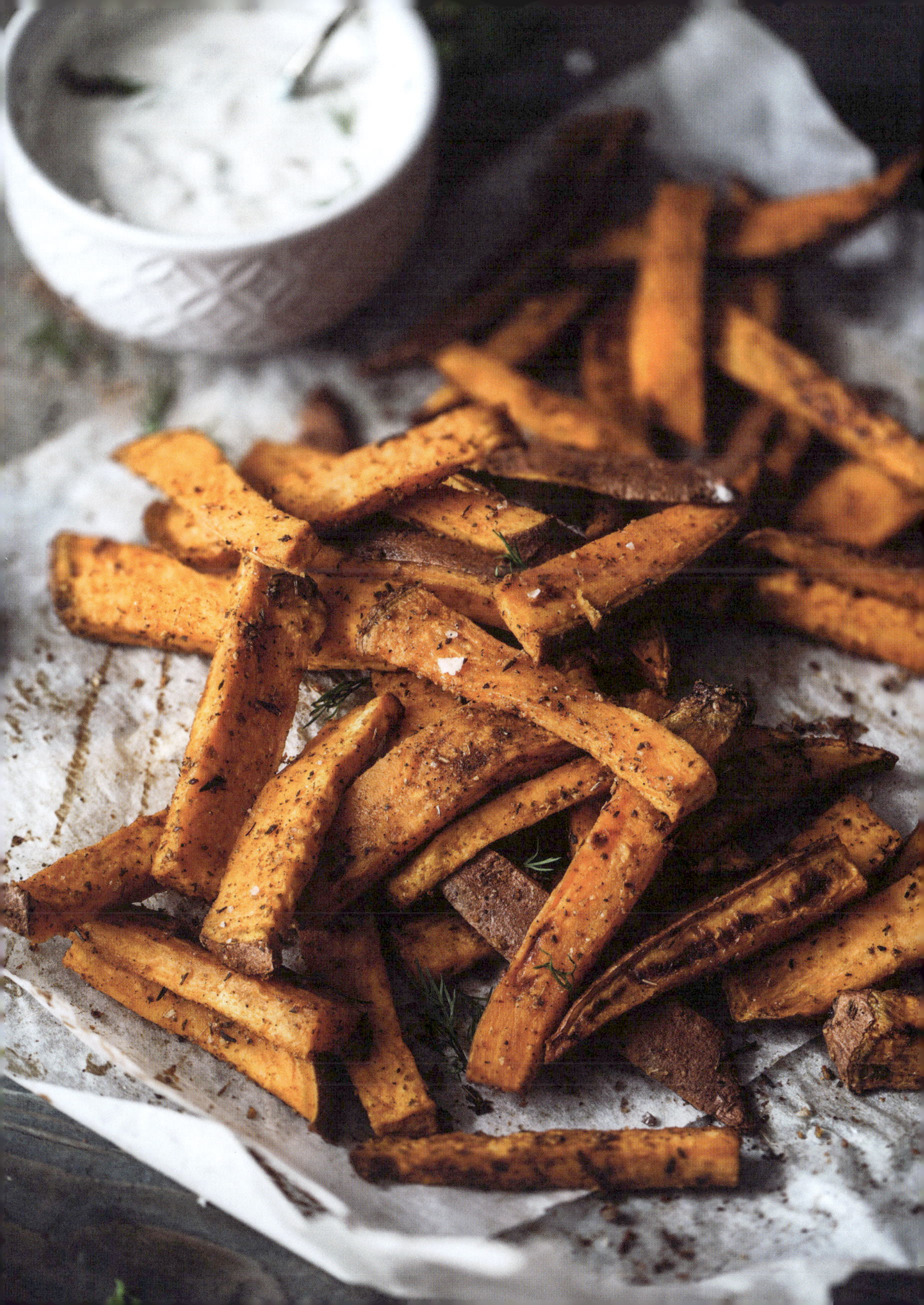

Brochettes de saumon sur romarin

INGRÉDIENTS

Pavés de saumon
1 courgette
Brins de romarin frais
Riz

1. Coupez des pavés de saumon en cubes. Taillez la courgette en larges lanières avec un économe. Enveloppez les cubes de saumon avec les lanières de courgettes.
2. Piquez-les sur les brins de romarin frais, rangez dans un plat à four et faites cuire 10 minutes au four à 180 °C (th. 6). Servez avec du riz.

Boulettes de bœuf au four

INGRÉDIENTS

1 gousse d'ail
1 oignon
10 brins de persil
500 g de bœuf haché à 5 %
Sel et poivre du moulin
Purée de carotte

1. Préchauffez le four à 180 °C (th. 6). Pelez, dégermez et hachez la gousse d'ail. Pelez l'oignon. Hachez-le, ainsi que les brins de persil.
2. Ajoutez le bœuf haché, salez et poivrez. Formez des boulettes de taille identique, rangez-les dans un plat à four et faites cuire 25 minutes. Servez avec une purée de carottes.

Pizza à la ratatouille

INGRÉDIENTS

2 courgettes
1 aubergine
1 tomate
1 Pâte à pizza
Mozzarella
Roquette
Feuilles de basilic
Huile d'olive
Sel et poivre

1. Préchauffez le four à 180 °C (th. 6). Coupez en cubes les courgettes, l'aubergine et la tomate, rangez-les sur une plaque tapissée de papier de cuisson. Salez, poivrez, arrosez d'huile d'olive. Mélangez.
2. Enfournez 30 minutes, en mélangeant de temps en temps. Étalez la pâte à pizza sur le plan de travail fariné et mettez-la sur une plaque à four tapissée de papier cuisson. Recouvrez de légumes rôtis, parsemez de morceaux de mozzarella. Enfournez 15 à 20 minutes. Servez recouvert de roquette et de feuilles de basilic.

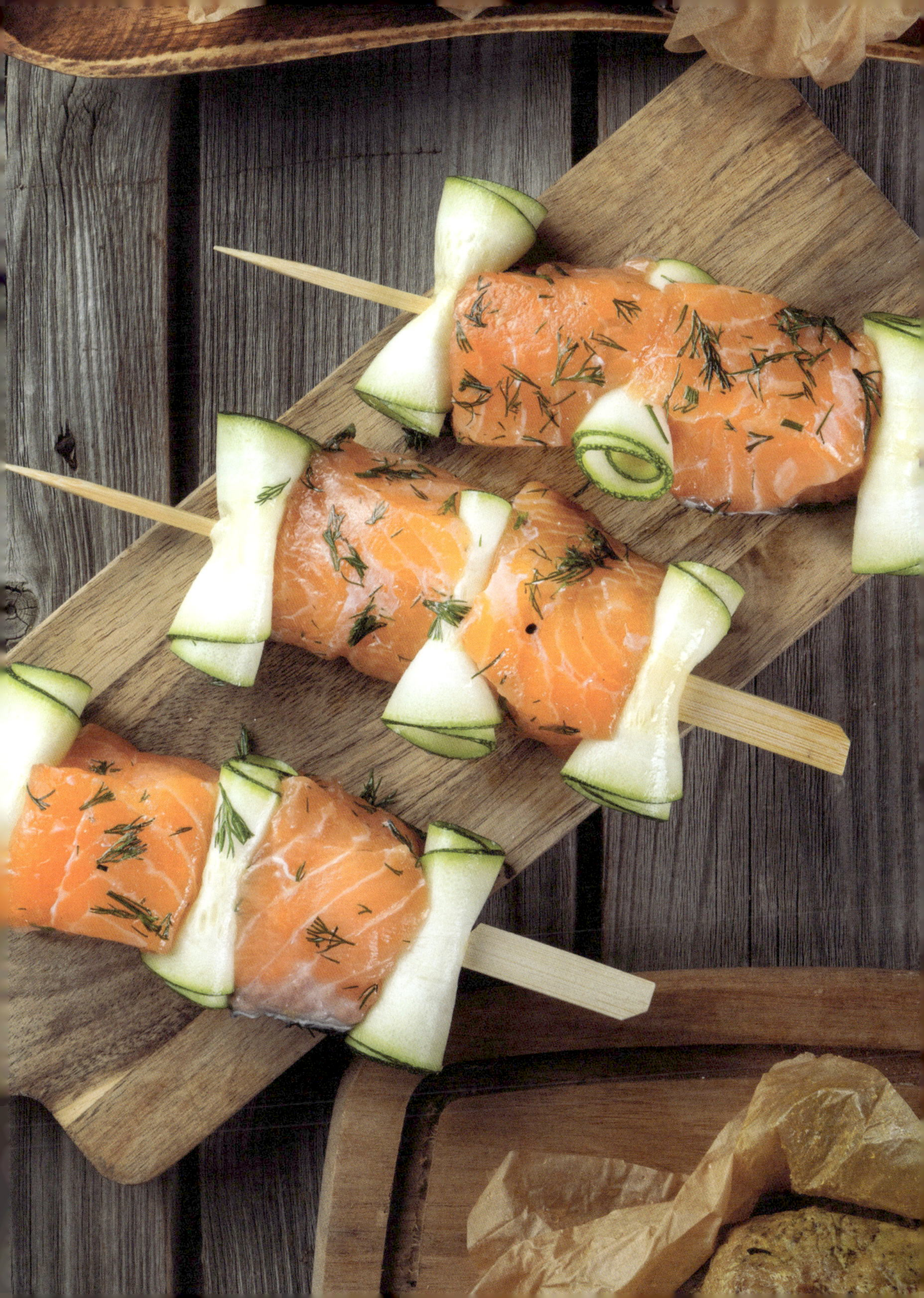

9 PETITS DÉJ ANTI-CHOLESTÉROL

Exit viennoiseries et pâte à tartiner, bienvenue pains riches en fibres, pancakes healthy et oléagineux riches en bons acides gras !

Gourmand

INGRÉDIENTS

Pain au levain légèrement toasté
Fine couche de purée d'amandes complètes
1 yaourt de soja ou d'amande
Fruit frais de saison
Quelques noix

Overnight porridge au lin

INGRÉDIENTS

25 cl de lait d'amande
4 c. à s. de flocons d'avoine
2 c. à s. de graines de lin moulues
1 c. à c. de miel d'acacia
Dés de fruits frais

1. Mélangez le lait, les flocons d'avoine, les graines de lin et le miel dans un bol et laissez gonfler pendant une nuit au frais.
2. Le lendemain, mélangez à la cuillère et garnissez de fruits frais.

Ma cabane au Canada

INGRÉDIENTS

Pancakes au son d'avoine (voir p. 162)
Rondelles de banane
Filet de sirop d'érable
Yaourt d'amande

Régressif

INGRÉDIENTS

Tranches de pain aux céréales
Fine couche de purée d'amandes
Cacao chaud (lait d'amande + cacao amer + cannelle)

Porridge de chia aux fruits rouges

INGRÉDIENTS

30 g de graines de chia
25 cl de lait d'amande
Quelques fruits rouges
Quelques pincées de cannelle

1. Faites tremper les graines de chia dans le lait pendant 12 heures, en remuant une ou deux fois au cours de la première heure.
2. Le lendemain, remuez de nouveau, répartissez dans des ramequins et parsemez de fruits rouges et de cannelle.

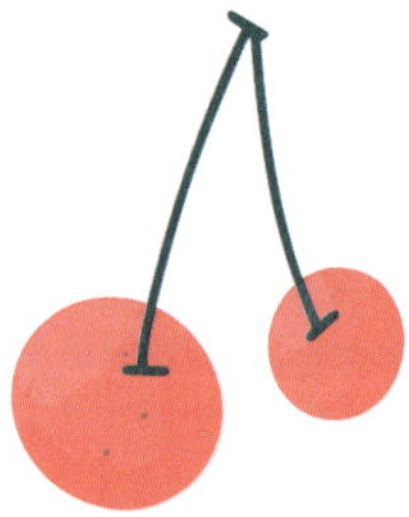

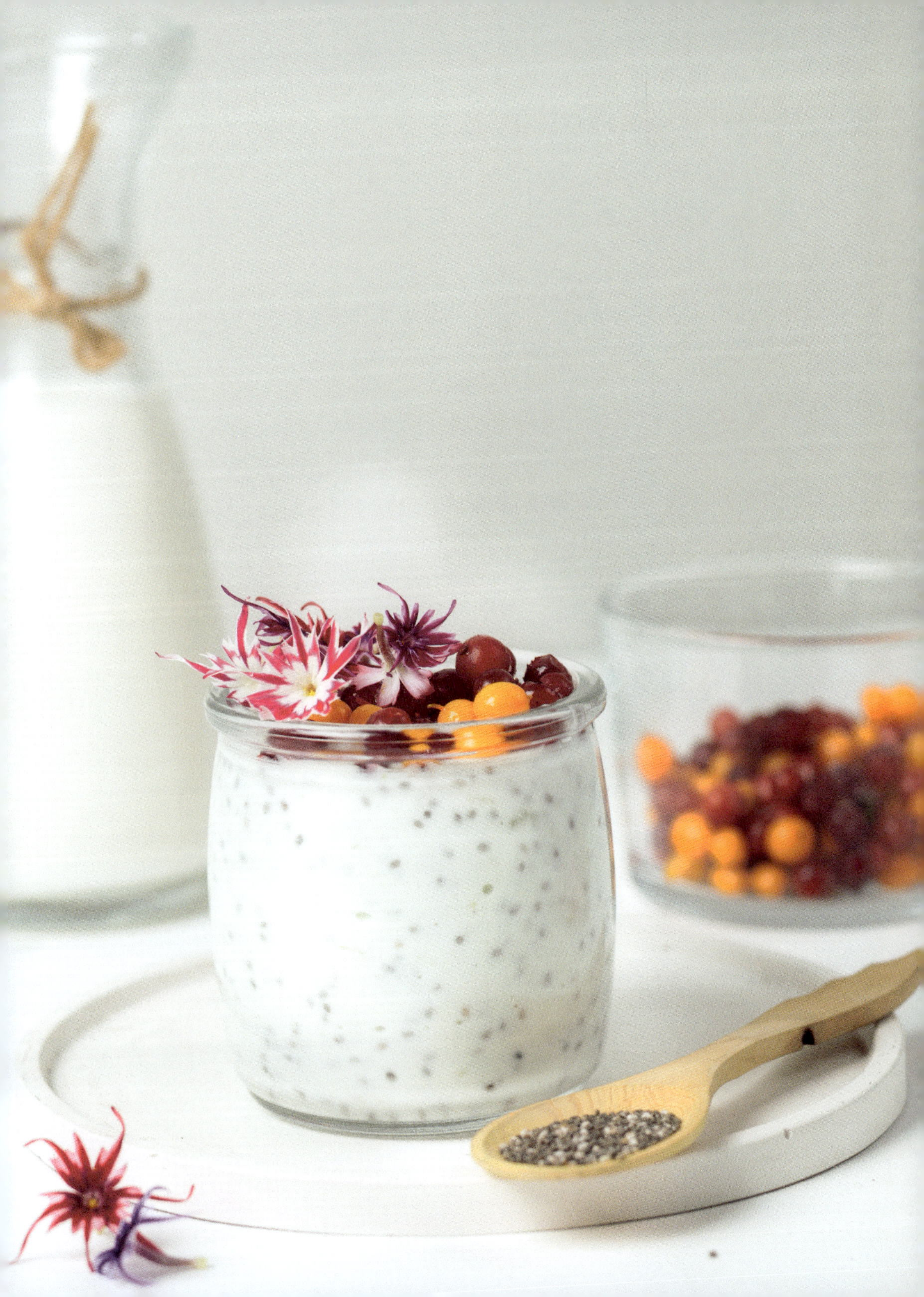

Porridge pomme et graines de courge

INGRÉDIENTS

40 g de flocons d'avoine
25 cl de lait d'amande
Compote de pommes maison
Graines de courge

1. Faites cuire les flocons dans le lait pendant 5 minutes environ.
2. Servez dans un bol et garnissez de compote de pommes et de graines de courge.

Muffins au son d'avoine

INGRÉDIENTS

4 œufs
4 c. à s. de son de blé
8 c. à s. de son d'avoine
4 c. à s. de fromage blanc à 0 ou 3 %
2 c. à s. de raisins secs

1. Préchauffez le four à 180 °C (th. 6). Cassez les œufs en séparant les blancs des jaunes. Mélangez les jaunes avec les sons, le fromage blanc puis les blancs montés en neige ferme.
2. Ajoutez les raisins secs, versez dans 8 moules à muffins et faites cuire 20 à 25 minutes.

P'tit déj du dimanche

INGRÉDIENTS

Muffin au son d'avoine
1 c. à c. de purée d'amandes ou de noisettes
Ramequin de fromage blanc
Dés de kiwi jaune

Pancakes au son d'avoine

INGRÉDIENTS

2 œufs
4 c. à s. de fromage blanc à 0 ou 3 %
8 c. à s. de son d'avoine
4 c. à s. de son de blé
Sel

1. Fouettez les œufs avec le fromage blanc, du sel et 2 c. à s. d'eau dans un petit saladier. Ajoutez le son d'avoine et le son de blé, mélangez.
2. Chauffez une poêle antiadhésive à pancakes sur feu moyen et déposez-y un peu de pâte en l'étalant à l'aide d'une cuillère. Faites cuire 8 pancakes 1 à 2 minutes de chaque côté.

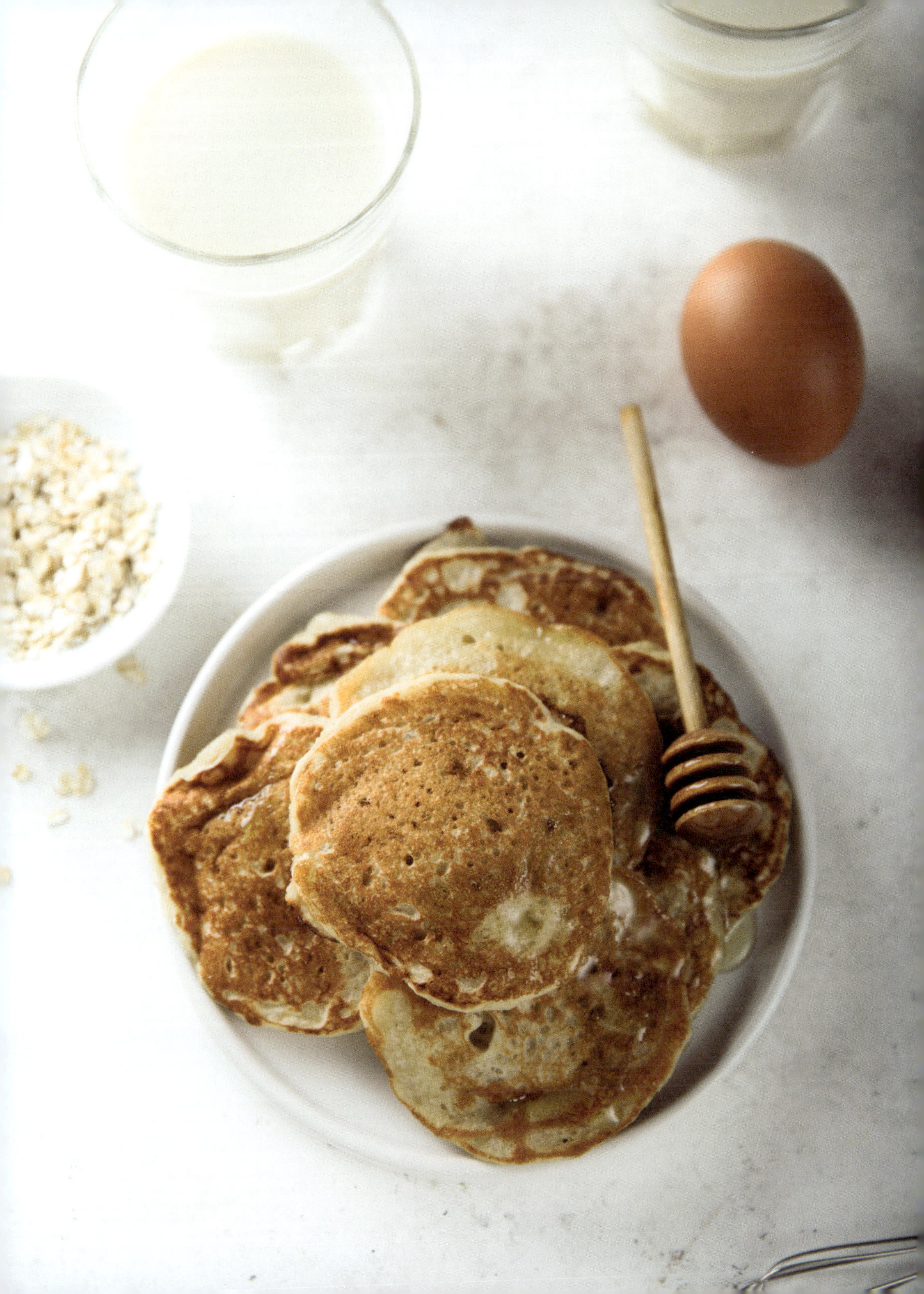

5 PLATEAUX-TÉLÉ POUR SOIRÉES SÉRIES

Un plateau-télé peut être sain et équilibré ! (Même si ce n'est évidemment pas recommandé au quotidien, on vous fait confiance : il est prouvé qu'on mange beaucoup plus devant le petit écran qu'installé à table.) Une fois de temps en temps d'accord, mais pas tous les jours (voir mode d'emploi p. 166).

Végétarien

INGRÉDIENTS

Carottes râpées aux graines de courge torréfiées
Riz basmati
Cubes de tofu dorés à la poudre de curry
Yaourt au lait d'amande
Coulis de fruits rouges

Léger

INGRÉDIENTS

Velouté de potimarron à la crème d'amandes
Poêlée de légumes (fleurettes de chou-fleur précuites à la vapeur, bâtonnets de carotte…), dos de cabillaud au citron et aux herbes
Skyr
Dés de mangue fraîche

À la libanaise

INGRÉDIENTS

Salade de concombre au skyr et à la menthe
Falafels, taboulé (persil + dés de tomates + jus de citron + huile d'olive + boulgour)
Petits-suisses
Éclats de pistaches
Filet de miel

Régressif

INGRÉDIENTS

Tomates cerises
Coquillettes au jambon et filet d'huile de noix
Clémentines
1 carré de chocolat noir

Avec les doigts

INGRÉDIENTS

Houmous
Bâtonnets de carottes
Roulés de jambon blanc au fromage frais allégé
Tomates cerises
Fruits de saison en cubes (ananas, pomme, mangue, kaki…), fraises, grains de raisin…

PLATEAU-TÉLÉ, MODE D'EMPLOI !

L'idée du plateau-télé : que tous les ingrédients soient sur le plateau de façon à ne pas avoir à se relever (et manquer un rebondissement de votre série préférée). Prévoyez des contenants faciles à manipuler (la soupe peut être servie dans un mug, le plat dans une assiette creuse plutôt qu'une assiette plate, le dessert dans un bol…). Et surtout, ne vous relevez pas pour vous resservir !

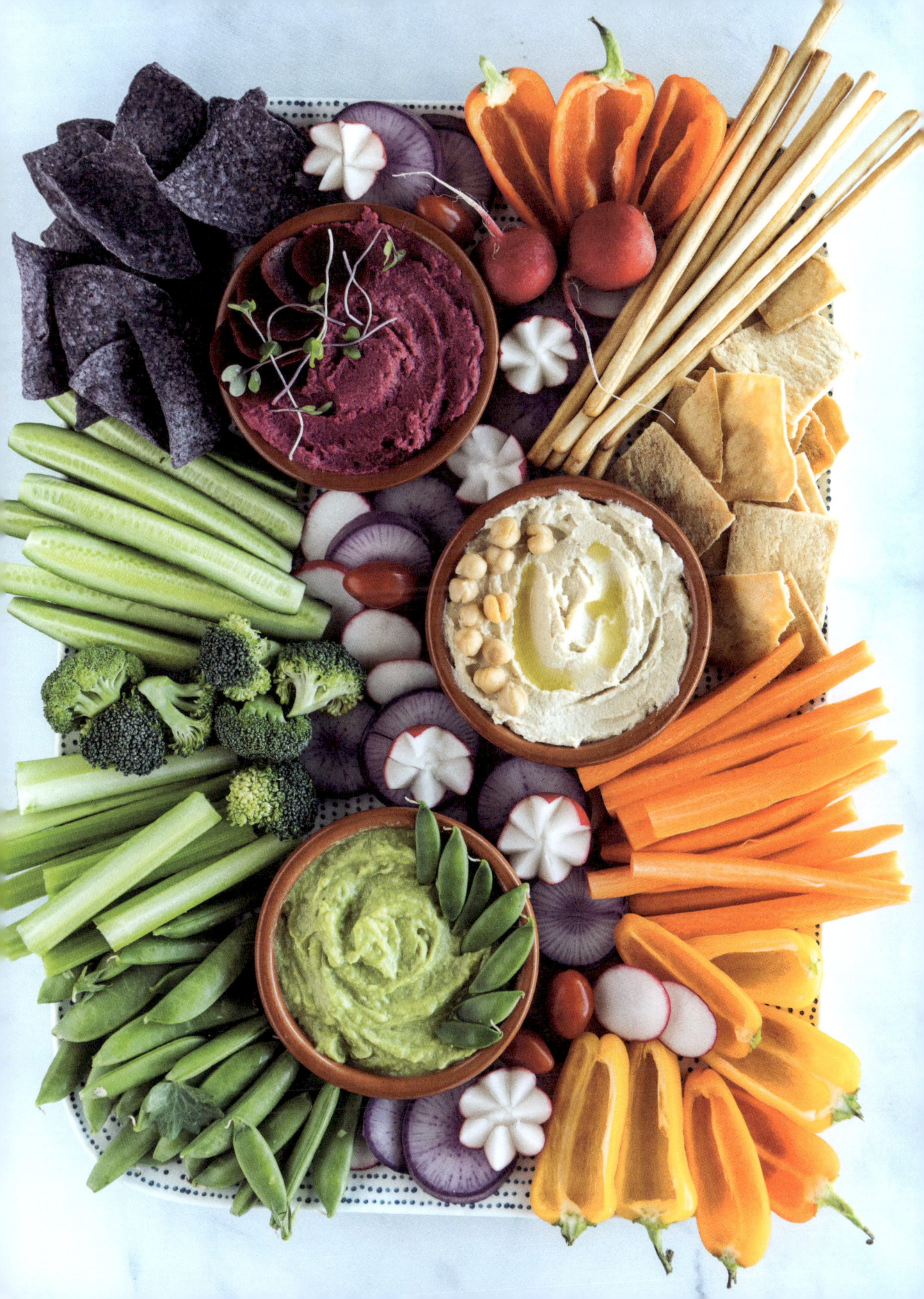

5 DESSERTS LACTÉS GOURMANDS, SAINS ET EXPRESS

Vous aimez les desserts lactés, les crèmes desserts au chocolat, les liégeois et autres yaourts gourmands ? Voici nos propositions pour vous faire plaisir avec le meilleur rapport plaisir/zéro cholestérol (voir mode d'emploi p. 172).

Façon Bounty

INGRÉDIENTS

Skyr
1 c. à s. de coco râpée
1 c. à c. de chocolat noir râpé

1. Faites torréfier rapidement la coco râpée dans une poêle, sans la laisser noircir.
2. Laissez refroidir, mélangez avec le skyr dans un ramequin, et parsemez de chocolat noir râpé. (Vous pouvez aussi faire fondre le chocolat au micro-ondes et en napper le skyr.)

Comme un sundae

INGRÉDIENTS

2 c. à s. bombées de fromage blanc à 0 ou 3 %
2 spéculos
1 banane

1. Réduisez les spéculos en chapelure, mélangez cette dernière au fromage blanc, placez dans un ramequin.
2. Laissez reposer 30 minutes avant de déguster, recouvert de rondelles de banane.

Crème tout choco

INGRÉDIENTS

50 cl de lait demi-écrémé ou d'amande
40 g de sucre roux
50 g de Maïzena
80 g de chocolat à 70 %
1 c. à c. de cacao amer

1. Délayez la Maïzena dans un peu de lait froid prélevé sur la quantité totale, dans un petit bol. Chauffez le reste dans une casserole avec le sucre, le cacao et le chocolat cassé en éclats.
2. Quand le mélange frémit, versez la Maïzena délayée et faites épaissir en mélangeant aussitôt avec un fouet. Au bout de quelques minutes, la préparation épaissit : ôtez du feu, répartissez dans 4 ramequins et laissez refroidir avant de placer 3 heures environ au réfrigérateur.

Faux liégeois

INGRÉDIENTS

3 petits-suisses à 0 %
1 c. à s. de sirop d'érable
Quelques gouttes d'extrait de vanille liquide
1 c. à c. de cacao amer

1. Mélangez les petits-suisses, l'extrait de vanille et le sirop d'érable. Séparez en deux.
2. Ajoutez le cacao dans une des deux moitiés et transvasez dans un petit verre. Recouvrez avec la moitié nature. Servez frais.

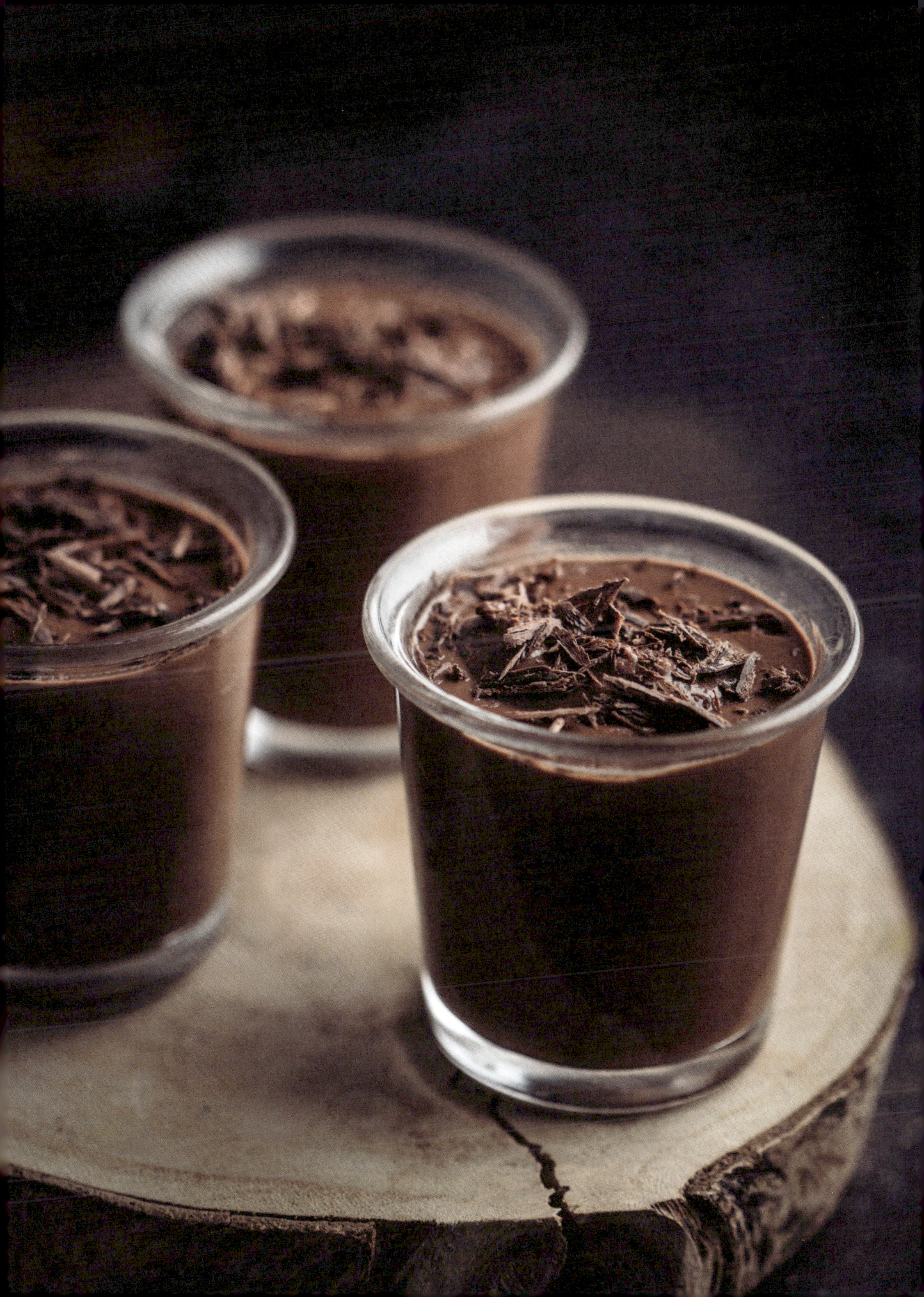

Crème super-vanille

INGRÉDIENTS

½ gousse de vanille
50 cl de lait demi-écrémé ou de noisette
50 g de sucre roux
50 g de Maïzena

1. Délayez la Maïzena dans un peu de lait froid prélevé sur la quantité totale, dans un petit bol. Chauffez le reste dans une casserole avec le sucre, la gousse de vanille fendue et les grains prélevés à l'aide de la lame d'un couteau.
2. Quand le mélange frémit, versez la Maïzena délayée et faites épaissir en mélangeant aussitôt avec un fouet. Au bout de quelques minutes, la préparation épaissit : ôtez du feu, répartissez dans 4 ramequins (enlevez la gousse de vanille) et laissez refroidir avant de placer 3 heures environ au réfrigérateur.

DESSERTS LACTÉS, MODE D'EMPLOI !

Choisissez une base peu grasse : yaourt végétal en sélectionnant une recette avec un minimum de matière grasse (regardez bien les étiquettes), skyr (naturellement maigre), petits-suisses à 0 % (les autres sont instantanément plus gras), fromage blanc à 0 ou 3 % (pour eux, les deux choix sont possibles). Sucrez avec un peu de sirop d'érable, de sucre roux...

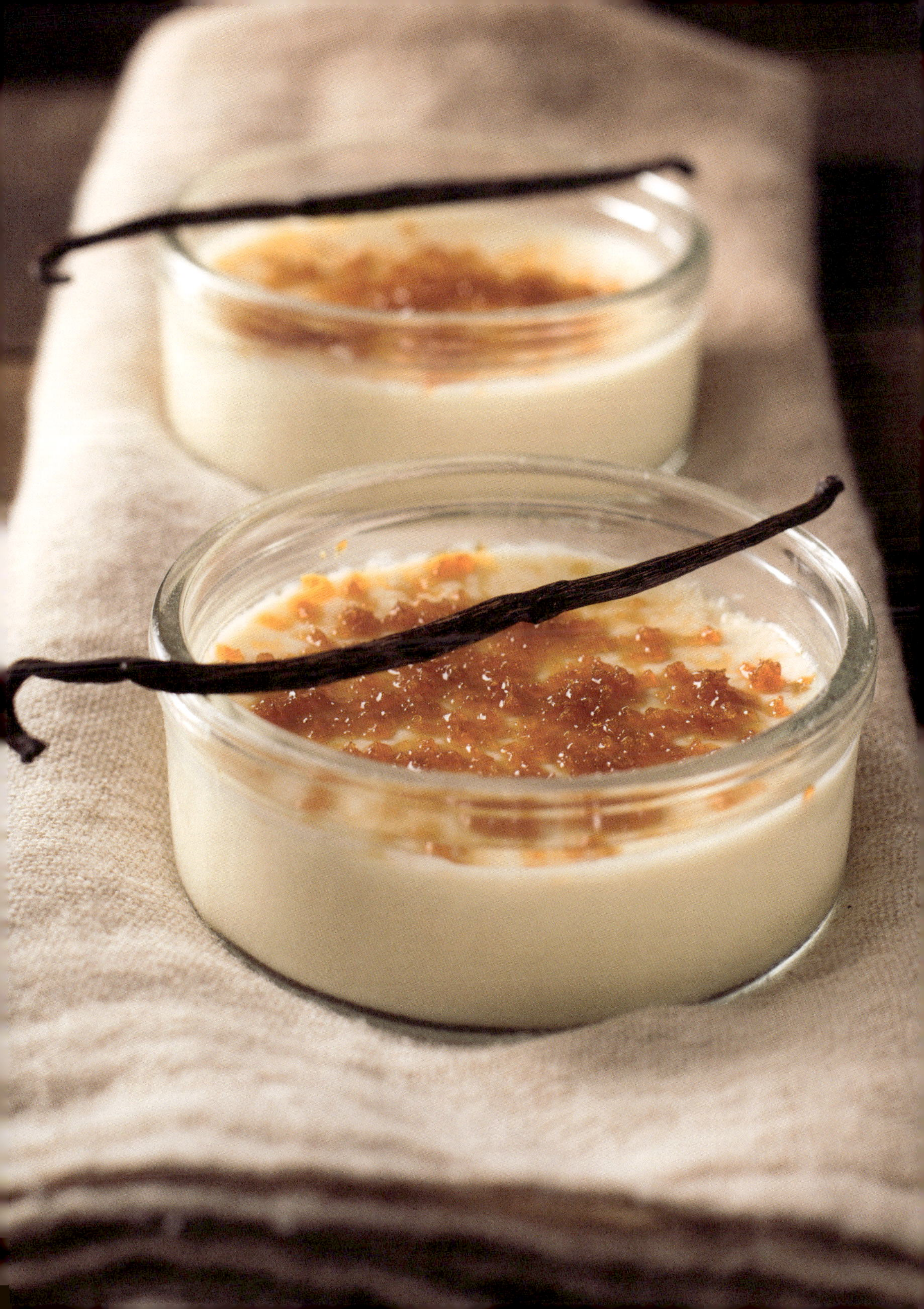

5 DESSERTS POUR SE RÉGALER SANS SCRUPULE

Envie d'un « vrai » dessert ? Voici des idées fruitées ou chocolatées pour vous faire plaisir sans mauvaises graisses !

Poires pochées au vin rouge

INGRÉDIENTS

8 poires
40 cl de vin rouge
100 g de miel
1 c. à c. d'extrait de vanille

1. Versez le vin et 40 cl d'eau dans une casserole, ajoutez le miel et l'extrait de vanille. Portez à ébullition puis baissez le feu et laissez frémir 10 minutes. Déposez les poires dans la casserole, rajoutez si besoin un peu d'eau de façon à les recouvrir.
2. Faites-les pocher jusqu'à ce qu'elles soient tendres quand on les pique avec la pointe d'un couteau. Égouttez-les, déposez-les dans un saladier. Laissez le jus de cuisson épaissir encore 5 ou 10 minutes. Versez sur les poires.

Tarte aux pommes

PÂTE À L'HUILE D'OLIVE :

200 g de farine semi-complète
8 cl d'huile d'olive
2 cl d'eau froide

Garniture

100 g de compote sans sucre ajouté
4 pommes en lamelles
Cannelle

1. Mélangez la farine, l'huile d'olive et l'eau puis pétrissez légèrement, en ajoutant un peu d'eau si besoin pour obtenir une boule homogène. Laissez reposer au moins 30 minutes au frais puis étalez-la et garnissez-en un moule à tarte.
2. Étalez la compote sur la pâte, recouvrez de pommes coupées en lamelles, parsemez de cannelle et enfournez 20 à 25 minutes environ à 180 °C (th. 6), jusqu'à ce que la pâte soit cuite et les pommes tendres.

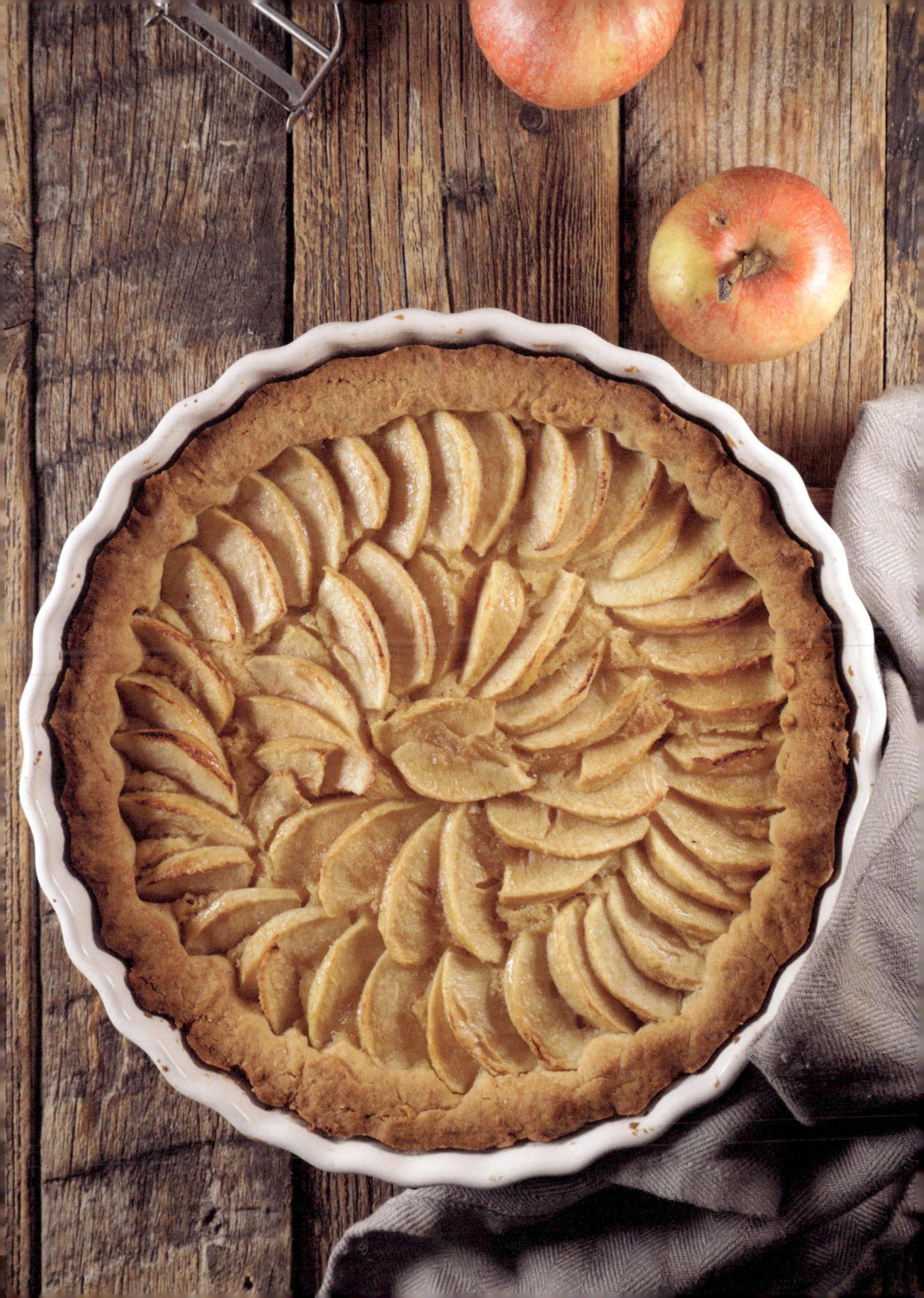

Tiramisu fraises thé vert

INGRÉDIENTS

300 g de fraises
400 g de petits-suisses à 0 %
50 g de purée d'amandes
1 c. à c. de matcha en poudre
40 g de sucre
25 biscuits à la cuillère
20 g d'amandes effilées
20 cl de thé vert

1. Mélangez les petits-suisses avec le sucre, le matcha et la purée d'amandes. Trempez les biscuits un à un dans le thé vert et rangez-les au fond d'un moule.
2. Déposez par-dessus un peu de crème aux petits-suisses, des fraises en lamelles, puis rajoutez une couche de biscuits imbibés. Terminez par une nouvelle couche de fraises puis de crème. Décorez d'amandes effilées torréfiées et placez 3 heures au frais.

Gâteau renversé aux bananes

INGRÉDIENTS

230 g de farine complète
1 sachet de levure chimique
150 g de cassonade
1 pot de yaourt nature
3 bananes
3 œufs
8 cl d'huile d'olive
1 c. à c. de cannelle

1. Épluchez les bananes, coupez-les en deux dans le sens de la longueur. Déposez-les dans un moule huilé, face coupée contre le fond du moule.
2. Fouettez le yaourt avec les œufs et la cassonade puis ajoutez la farine, la levure, l'huile et la cannelle. Mélangez. Versez la pâte sur les bananes. Enfournez pour 50 minutes à four préchauffé à 180 °C (th. 6), jusqu'à ce que le gâteau soit bien doré et gonflé.

Crème avocat chocolat

INGRÉDIENTS

2 avocats bien mûrs
85 g de miel
7 cl de lait d'amande
50 g de chocolat noir
1 c. à c. de cacao amer

1. Faites fondre le chocolat au bain-marie. Mixez la chair des avocats avec le miel, le chocolat fondu, le lait d'amande et le cacao pour obtenir une consistance lisse.
2. Répartissez dans des ramequins et placez au réfrigérateur 3 heures minimum.

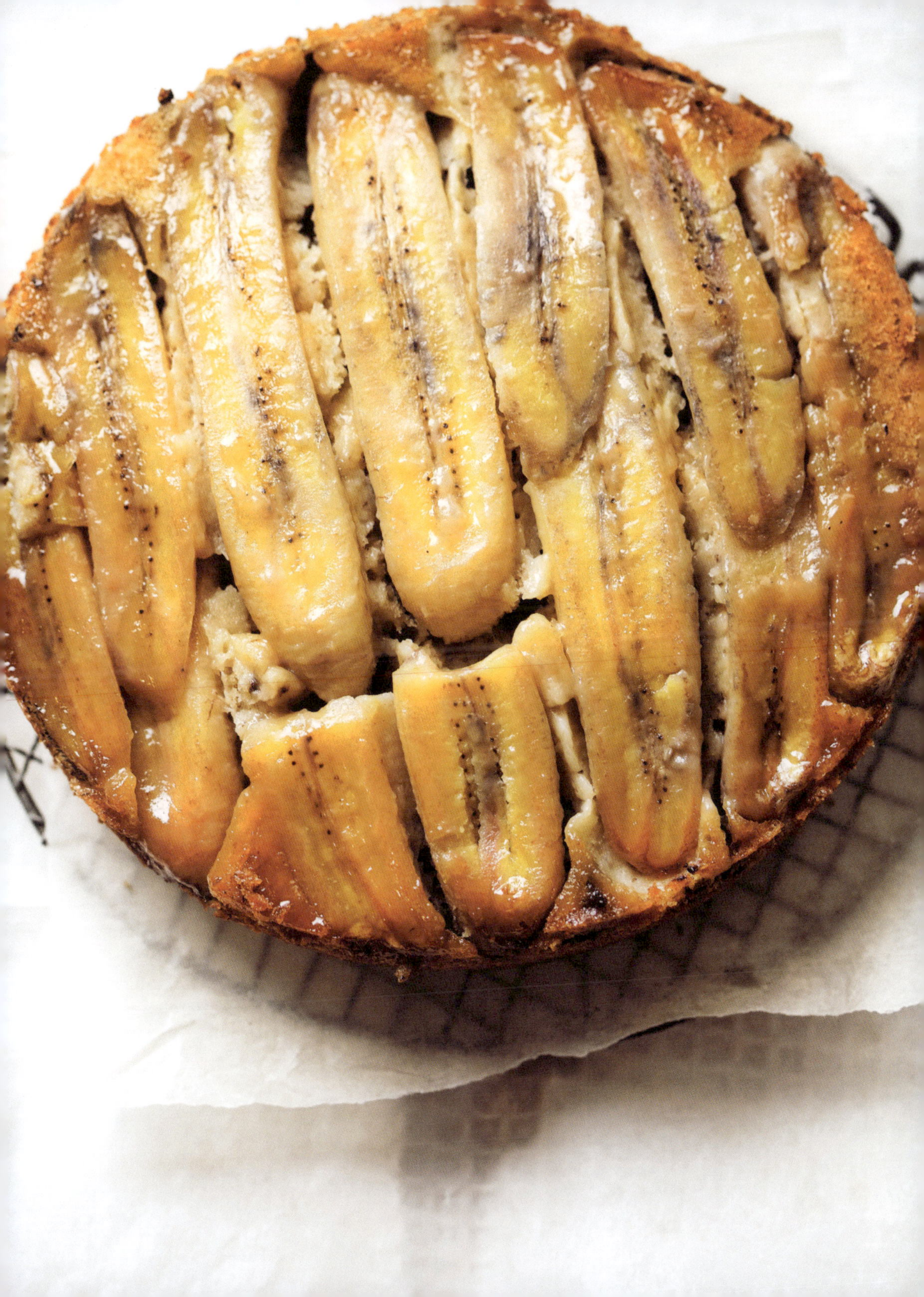

10 CRÊPES ZÉRO CHOLESTÉROL

Les crêpes sont un petit régal qui plaît à tous. Mais avec de la chantilly, du beurre et du sucre, ou de la pâte à tartiner, attention les dégâts ! Voici notre recette de base (voir p. 184), et nos idées de garnitures *low cholesterol*.

Amandes et fruits rouges

INGRÉDIENTS

Crêpe
Fruits rouges compotés maison avec un filet de miel
Amandes effilées torréfiées

Poire amande cannelle

INGRÉDIENTS

Crêpe
Fine couche de purée d'amandes
Rondelles de banane
Quelques pincées de cannelle

Banane chocolat

INGRÉDIENTS

Crêpe
Rondelles de banane
Chocolat noir fondu avec un peu de lait pour faire un coulis

Pomme raisins secs

INGRÉDIENTS

Crêpe
Compote de pommes maison
Raisins secs gonflés dans du thé chaud

Pomme noisette

INGRÉDIENTS

Crêpe
Fine couche de purée de noisettes
Quartiers de pomme (golden, à chair ferme) rôtis 20 minutes au four

Pomme orange

INGRÉDIENTS

Crêpe
Compote de pommes maison
Zestes d'orange frais râpés

Ananas vanille

INGRÉDIENTS

Crêpe
Ananas compoté maison 20 minutes à la casserole, avec les grains d'une gousse de vanille

Mendiants

INGRÉDIENTS

Crêpe
Filet de miel
1 c. à s. d'éclats de noix, amandes, noisettes, pistaches...

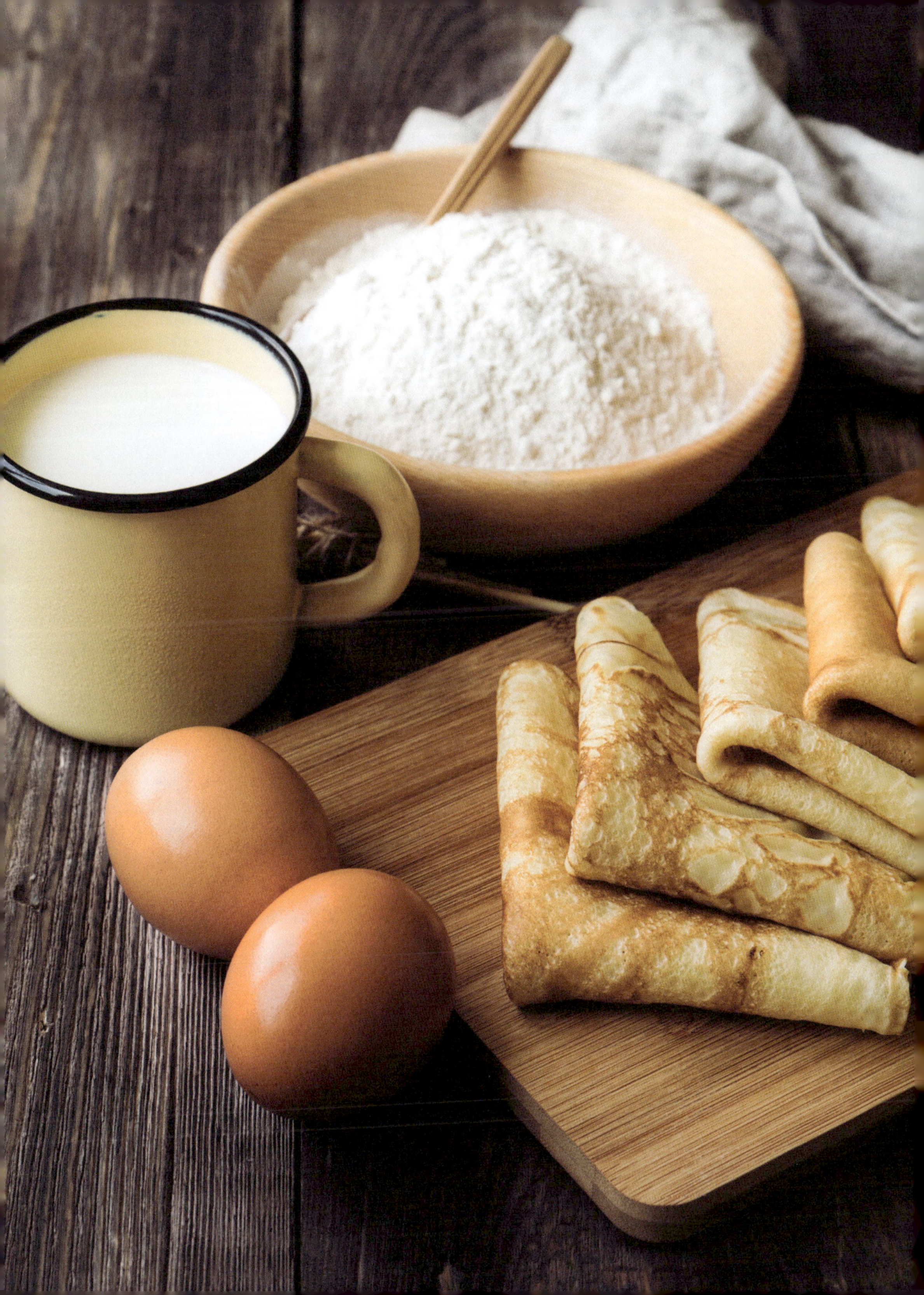

Confiture aux graines de chia

INGRÉDIENTS

Crêpe
1 c. à s. de confiture aux graines de chia

1. Faites compoter 250 g de framboises surgelées dans une casserole avec 2 c. à c. de sirop d'érable. Hors du feu, ajoutez 2 c. à s. de graines de chia, mélangez bien et versez dans un pot.
2. Laissez refroidir puis placez au frais : vous obtenez une préparation à la texture d'une confiture, très riche en fibres !

Pâte à tartiner maison

INGRÉDIENTS

Crêpe
1 c. à c. de pâte à tartiner maison

1. Faites dorer 150 g de noisettes quelques minutes dans une poêle sans les laisser noircir.
2. Mixez-les dans un petit mixeur puissant avec 3 c. à s. de sirop d'érable et 100 g de chocolat noir fondu, jusqu'à obtention d'une pâte lisse. Ajoutez 1 c. à c. de cacao, mixez encore, puis stockez dans un petit pot.

CRÊPES ANTICHOLESTÉROL, LA RECETTE DE BASE

Ingrédients

- 200 g de farine
- 50 g de son d'avoine
- 4 œufs
- 50 cl de lait demi-écrémé
- 2 c. à s. d'hydrolat de fleur d'oranger (ou 1 c. à c. d'extrait de vanille liquide)
- 1 pincée de sel

Mettez la farine et le son d'avoine dans un saladier avec le sel. Creusez un puits au milieu et cassez-y les œufs. Commencez à mélanger au fouet puis versez le lait froid petit à petit en continuant à mélanger. Laissez reposer 3 heures.

Mélangez de nouveau et ajustez la consistance de la pâte : ajoutez un peu de lait si elle est trop épaisse. Versez une petite louche de pâte dans une poêle huilée bien chaude, laissez cuire quelques instants le temps que les bords commencent à se décoller. Retournez-la et laissez cuire quelques instants de l'autre côté. Faites cuire de même toutes les crêpes.

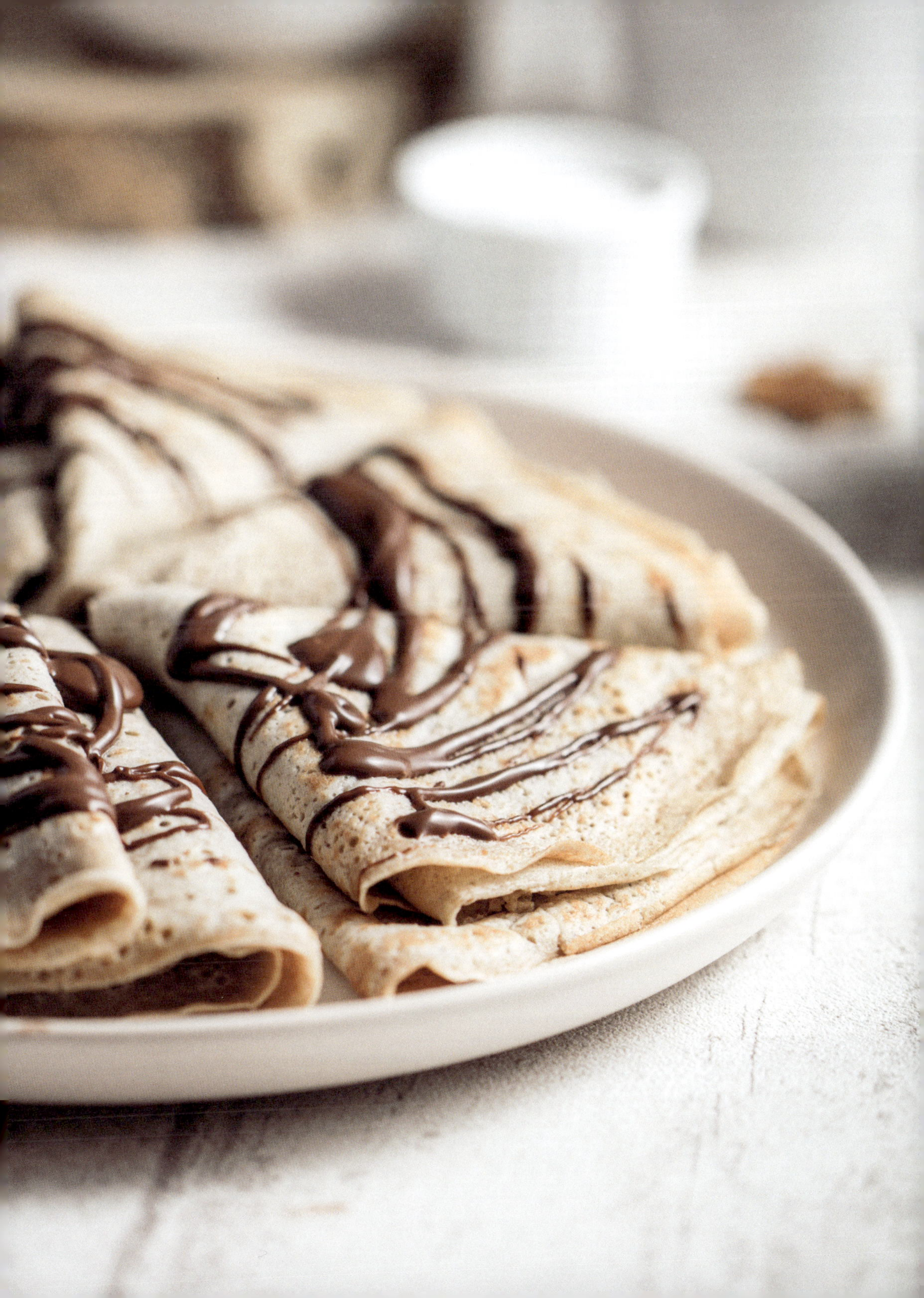

TABLE DES MATIÈRES

FSC
www.fsc.org
MIXTE
Papier | Pour une gestion forestière responsable
FSC® C007507

Cet ouvrage est composé de matériaux issus de forêts bien gérées certifiées FSC®, de matériaux recyclés et de matériaux issus d'autres sources contrôlées.
Le Forest Stewardship Council® est une organisation internationale non gouvernementale qui encourage une gestion écologiquement adaptée, socialement bénéfique et économiquement viable des forêts de la planète.
Pour en savoir plus, consultez le site www.fsc.org

Achevé d'imprimer en avril 2025
par Graphycems
Dépôt légal : mai 2025
Imprimé en Espagne